新しい美容鍼灸

美身鍼

折橋梢恵　光永裕之　著

ユイビ書房

まえがき

　今日、「美容鍼灸」、「美容鍼」という言葉は、鍼灸業界の中で頻繁に使われるようになり、メディアでも取り上げられる機会が増え、美容のための施術法の一つにまでなりつつあります。
　鍼灸の技術にはとても素晴らしい価値があります。しかし今日、一般の方々の鍼灸に対する理解はまだまだ浅く、評価も低いという印象を受けます。

　鍼灸を更に一般の方々に受け入れて頂くには、まず鍼灸をより身近に感じて頂くための提案が必要だと感じています。その意味で、美容鍼灸が美意識の高い女性たちの間で受け入れられているという現状は、今後の鍼灸業界にとっては一つのビジネスチャンスになると考えています。

　本書で提案する「美身鍼」には、鍼灸治療以外にも美容に精通したエステティック、リラクセーションに長けたアロマテラピー、健康的な身体づくりの基となる栄養学の知識と技術が取り入れられています。この新しい試みの美容療法としての意義については、鍼灸師の間ではまだ十分理解されていない点もありますが、これからの時代、鍼灸の技術だけに拘らず、その長所を生かし、他の分野の素晴らしい要素も取り入れることによって新たな鍼灸の分野を提案していくことが大切ではないかと思っています。私たちが提案する美容鍼灸が鍼灸の価値を広める一つのきっかけになることを願っています。

　本書では、美身鍼の４つの要素である鍼灸治療、エステティック、アロマテラピー、栄養学の知識をはじめ、美容鍼灸に必要な解剖学、クレンジング、フェイシャルトリートメント、肌トラブル解決法に至るまで詳しく紹介しています。本書が美容鍼灸を学ばれる方々をはじめ美容鍼灸の導入をお考えの様々なサロン経営者の方々、幅広い美容関係者にとって参考になることを願っております。

目次

第1章　美容鍼灸の現状

1. 鍼灸業界における美容鍼灸の現状　7
2. 近年の鍼灸業界　7
3. 美容の知識はなぜ必要か　8
4. 美容鍼灸の営業形態の現状　9
5. 折橋式美容鍼灸（美身鍼）とは　10
6. 折橋式「美容鍼灸」の成り立ち　12
7. これからの美容鍼灸の展望　13

第2章　美容鍼灸とエステティック

1. エステティックとは　16
2. 世界におけるエステティックの歴史　16
3. その他のヨーロッパの国々でのエステティック　17
4. ハリウッドの影響を受けたエステティック　17
5. 我が国におけるエステティックの歴史　18
6. 美容鍼灸に必要なエステティックの知識とは　19

第3章　美容鍼灸とアロマテラピー

1. アロマテラピーとは　21
2. アロマテラピーが体に与える作用　22
3. 精油の使い方　23
4. エッセンシャルオイルとは　23
5. キャリアオイルとは　23
6. アロマテラピーと陰陽の関係　24
7. ビタミンE配合オイルの使用法とオイルの特徴　24
8. 美容鍼灸のトリートメントに使用する精油　26
9. 美容鍼灸とアロマテラピーの相乗効果　27

第4章　美容鍼灸と栄養学

1. 栄養学の意味　28
2. 健康と栄養　28
3. 美しいボディラインを作る栄養素　29
4. 美しい肌を作る栄養素　31
5. 栄養学の重要性　33

第5章　鍼灸の美容効果

1. 鍼灸治療の効果とは？　34
2. 鍼灸の治効理論　36
3. 美容鍼灸の効果　40

第6章　美容鍼灸に必要な解剖学

1. 頭顔面部の解剖学と経穴　42
2. 頭顔面部の筋と経穴　44
3. 各々の表情と関連する筋肉・経穴　48
4. 解剖学における経穴の捉え方　51
5. 頭顔面部・頚部に関するリンパ　51
6. 美容鍼灸のための皮膚科学　53

第7章　美容鍼灸のためのクレンジング

1. 美容鍼灸を行う上でのクレンジングの重要性　58
2. クレンジングの種類　58
3. クレンジングの手順　59
4. ポイントメイククレンジング　60
5. ミルククレンジング　63
6. スポンジ拭き取り　66
7. コットン拭き取り　69
8. 泡洗顔　72
9. 泡洗顔拭き取り　74
10. セルフクレンジングについて　78

第8章　美容鍼灸のフェイシャルトリートメント

1. フェイシャルトリートメントの基本手技　80
2. 折橋式美容鍼灸で行うフェイシャルトリートメントの手順　83

第9章　美容鍼灸「美身鍼」

1. 痛みの少ない心地よい刺鍼技術を目指す　106
2. 美身鍼で用いる鍼　106
3. 顔面部の刺鍼法　107
4. 美容鍼灸のリスクとは？　108
5. 美容鍼灸のリスク管理　109
6. 刺鍼技術のチェック項目　111
7. 美容鍼灸で行う全身調整　111
8. 美身鍼で用いる顔面部の経穴　119
9. 美身鍼における顔面部への施術手順　119

第10章　美容鍼灸と肌トラブル

1. 肌トラブルⅠ：ニキビ　125
2. 肌トラブルⅡ：シミ　132
3. 肌トラブルⅢ：シワ　141
4. 肌トラブルⅣ：むくみ　149

第11章　美容鍼灸の施術以外に必要なこと

1. ベッドメイキング　158
2. タオルワークについて　162
3. 施術者におけるマナーの重要性　168

第12章　美容鍼灸を治療院やサロンに導入するには？

1. 美容鍼灸を行うために必要となること　173

エステティックサロンのイメージを取り入れた鍼灸院：サロンフューム　179
美容鍼灸をエステティックサロンに導入している例：スタイルM　180
美容鍼灸を美容室に導入している例：リール　ヘアサロン　181

索引　182
参考文献　184
引用文献　186
著者あとがき　187

第1章

美容鍼灸の現状

1. 鍼灸業界における美容鍼灸の現状

　世界の美容業界では身体の中から美しくなる「インナービューティーケア」や「トータルビューティーケア」への関心が高まり、これまで、欧米ではニューヨークタイムズ、CNN、BBC、ABCなど、数多くの世界的メディアが、鍼治療（Acupuncture）と美容についての情報発信を行ってきました。また、ハリウッドセレブや有名俳優たちが美容鍼灸を受けたことが話題になり、その後、日本でも話題となっています。

　日本において美容鍼灸が注目され始めたのは2006年頃からと言われています。当初は、インターネットでもほとんど情報が得られず、施術を行う治療院もわずか数店舗しかない状況でした。その後、米国や中国からその技術を取り入れ、日本に導入する鍼灸師や独自の美容鍼灸技術を確立する鍼灸師なども現れ、美容鍼灸の技術は少しずつ広まっていきました。2011年現在、美容鍼灸を取り入れた治療院がマスコミで紹介される機会は年々多くなり、都内を中心に美容鍼灸を取り入れる治療院数も増加傾向にあります。この現状は低迷する鍼灸業界にとって新しい動向と言えます。今ではインターネットのGoogleにおける「美容鍼灸」というキーワードの検索ヒット数は、1,520万件（2011年7月現在）を超える勢いです。しかしその一方で、美容鍼灸の歴史はまだ浅く、確立された美容鍼灸の技術を持ち、施術を行える鍼灸師の数はまだまだ少ないのが現状です。

2. 近年の鍼灸業界

　近年、鍼灸学校の増加に伴い、鍼灸師の数は一昔前に比べ大幅な増加傾向にあり、鍼灸業界は厳しい競争の時代にあります。また、リラクセーション系の店舗数の増加も相まって鍼灸業界は今後、ますます厳しい状況になると予測されます。更にリラクセーション系の店舗より鍼灸が受け入れられ難い原因には、いくつかの理由があるのでしょうが、最も大きな理由としては、一般の方々の鍼灸に対するマイナス的なイメージにあると思います。我々鍼灸師が考えているよりも、一般の方々の認識はまだまだ「痛い」、「怖い」、「暗い」というイメージから脱却できていない現状があると感じています。

また、鍼灸師の社会的地位について考えると、鍼灸師は３年間の修業を経て、厳しい国家試験に合格し、その後初めてその業務を行うことが許されます。一方で整体などの民間資格にはその規定がなく、数日間の研修だけで業務を行う人もいます。しかし、一般の人々の中には、民間の資格である整体師と、我々鍼灸師の資格は同じであるという認識を持たれている場合が少なくありません。そのため鍼灸師は国家資格でありながら、現在のところ残念ながら十分な評価を受けていないような気がしてなりません。

本来、鍼灸治療とは、東洋医学の考えに基づき、長い歴史の中で様々な疾病に対して治療を行うものでした。しかし、その価値を多くの方々に理解してもらうことができなければ、鍼灸師が行う治療技術を多くの患者に提供することすらできません。このような状況に対して、鍼灸業界が一丸となって本気で取り組まなければいけない時期は今だと感じています。

美容を目的とした鍼灸については、初めはひとつのブームのような認識であったのかもしれません。しかし、「美容鍼灸」という技術は、元々身体の治療を基に考えて行ってきた鍼灸の技術に美容の要素を取り入れたものであり、美容と健康の双方を実現することができる素晴らしい技術であると言えます。そのため、世代を問わず「美容鍼灸」に対するニーズは、一過性のブームで終わるものではありません。

今後、美容鍼灸を通じ美容業界などに鍼灸師が参入していくことは、鍼灸師の職域を広げ、一般の方々が抱いている鍼灸治療に対する認識にも大きな変化を与えていくと思われます。この活動は、いずれ鍼灸治療の素晴らしさを広く伝えることにもつながると考えています。そのためには、レベルの高い施術を行える鍼灸師が今後鍼灸業界以外の分野である美容業界やその他様々な業界においても活躍していくことがとても大切になると考えています。

3. 美容の知識はなぜ必要か

美容のための鍼灸を行う美容鍼灸師は、「美」を追求するための技術をお客様に提供していきます。そのためには美容に関する知識も最低限習得する必要があります。基本的に鍼灸は医療の一部という考え方から、美容について学ぶ機会は今まではあまりありませんでした。そのため、鍼灸師には美容に対する知識を学ぼうという意識がまだまだ不足しているように感じています。まずは、お客様の目線に立ち、よりお客様の満足度を考えた施術を行うことも大切であると考えています。通常の鍼灸院においても「腰が痛い」と訴える患者に対し、腰痛の原因や治療法などを説明した上で、更にホームケアなどのアドバイスも併せて行っていると思います。

これは美容に対する悩みを持つお客様に対しても同様で、美容の観点からの説明や、ホームケアアドバイスなどが必要になります。そのため、美容鍼灸師は美容と鍼灸の両方の技術と知識を兼ね備え、お客様の様々なニーズに応えられるように努力していくことが必要です。

4. 美容鍼灸の営業形態の現状

　私は、今まで美容鍼灸を行う治療院やサロンに足を運び、様々な施術を受け、また美容鍼灸を実践されている先生方の勉強会やセミナーなどにも参加してきました。そこで体験した美容鍼灸の営業形態をまとめると大きく分けて次の4つのタイプに分類することができます。ここでは、現状の美容鍼灸の営業形態を、以下の図に示しました。もちろん、既存の鍼灸治療と同様に、施術者によっても施術の内容や過程は千差万別です。そのため、この4つに当てはまらない形態もあるかもしれません。ここでは、これから美容鍼灸を学ぶ方々や、治療院やサロンに美容鍼灸の導入を考えている方々のために例として4つのタイプを図で示します。この図をひとつの例として参考にしてください。

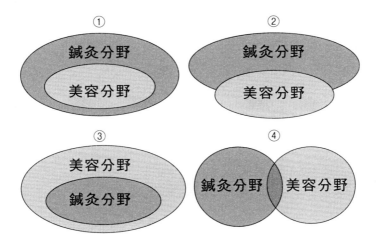

主な美容鍼灸の4つの営業形態

① 鍼灸治療を主にして美容目的の鍼をプラス

　この営業形態は、重きを置くのはあくまでも鍼灸治療であり、身体の治療に加え、美容の目的で顔面部への施術を加えるものです。都内での価格設定は8,000円位から行っているところが多く、通常の鍼灸治療での価格設定よりは高いと言えますが、エステティックサロンでの美容鍼灸の価格よりは低いようです。特徴としては、鍼灸治療に重きが置かれるため美容の知識や技術に欠ける傾向があります。これは鍼灸治療院での美容鍼灸が該当します。

② 鍼灸治療を主にしてオプションとしてプラス

　この営業形態は、治療院にある既存のメニューに対してオプションのような形で、顔面部に局所的な刺鍼を行うものです。オプション扱いのため価格設定は3,000円程度からとなり、中には500円から行っているところもあるようです。特徴としては、金額が安く時間も短い分、オプション的な施術のみで考えると美容的要素が十分ではなく、どちらかというと気軽に受けられる局所的な施術と言えます。特に鍼灸接骨院などでの美容鍼灸が該当します。

③ エステティックサロンなどの美容の施術に鍼をプラス

　この営業形態は、美容分野の技術やサービスに加え、鍼灸の技術を取り入れたものです。価格設定は 10,000 円から 30,000 円程度の高額なものが多いと言えます。特徴としては、美容の要素に比重が置かれるため、治療的要素が不十分な場合が多く、また金額も多少高額と言えます。これはエステティックサロンでの美容鍼灸などが該当します。

④ 鍼灸の治療分野とエステティックの美容分野を融合

　この営業形態は、鍼灸と美容に関する技術の両方をバランス良く提供している形のものです。ある程度高額な価格設定が期待でき、治療も行えるのが特徴的です。鍼灸治療によってお客様の身体の根本的な問題解決を目指し、美容に対する悩みや肌のトラブルにも対応することで、お客様の満足度も高くなります。

　このように、美容鍼灸と一言でいってもその施術方針や営業形態は施術者や提供する環境によってもそれぞれ大きく異なります。皆さんが目指す美容鍼灸の営業形態や施術を行う治療院やサロンに見合う営業形態はどのようなものなのでしょうか？　まずはそれらを見つけることが美容鍼灸を取り入れる上で最も大切になってきます。

　また私の治療院は上記の④に該当します。伝統ある鍼灸治療の技術に加え、美容の知識と技術を組み合わせることにより更にその価値を高め、また効果的な技術をお客様に提供することができると考えています。

　最近の治療院や店舗などでは、安価なサービスやディスカウント志向が強くなる傾向にあると感じています。しかし、そのような現状の中でこそ、価値のあるものにはそれに見合う評価と対価を頂けるような施術を提案すべきではないかと私は考えています。鍼灸の技術とは、長い間培ってきた伝統ある技術と言えます。決して安売りすることなく、レベルの高い施術を行い、施術者がその価値にプライドをもって仕事ができるような環境作りを私は目指していきたいと思っています。

5. 折橋式美容鍼灸（美身鍼）とは

　折橋式の美容鍼灸とは、中国医学の理論に基づいた鍼灸治療の技術と美容を専門とするエステティックの技術の双方を取り入れた技法です。現在、広まりつつある美容鍼灸とは、顔面部を中心に刺鍼を行う施術が多く、美容の根本である健康的な体作りからの美しさを目指した施術にまで及んでいない傾向にあると感じています。美容鍼灸は鍼灸技術の一部である以上、お客様の健康を維持するための知識や技術は必要不可欠です。ただ単に顔面部に局所的な刺鍼だけを行っていては美容鍼灸とは呼べません。そのため折橋式美容鍼灸では顔面部の施術だけを行うことはなく、必ず身体の施術も行います。

　それではなぜ身体の施術が必要なのでしょうか？

第1章　美容鍼灸の現状　11

　鍼灸治療の基をたどれば、古代中国の医書「黄帝内経」の中にあると言われています。この黄帝内経の中で、人体と自然界を統一体としてとらえる考え方があり、我々人間の身体も自然界も宇宙を構成するひとつの要素としてとらえています。また人体を構成する組織もひとつひとつが独立して存在しているわけではなく、互いに影響しあいながら、ひとつの有機的な統一体として存在しています。この統一性を保つためにはそれぞれの要素がバランスよく影響し合うことが大切であり、これは我々の身体の健康状態にも当てはめることができます。例えば、五臓の働きにアンバランスが生じることで体調不良が起こり、その状態が続くと病に発展すると考えられています。そのため鍼灸治療では中国医学の知識に基づいて全身の状態を把握し、不調の原因を解決するための適切なツボを選択します。そしてその上で、鍼灸の技術を用いて適度な刺激を与えることでバランスのとれた良い状態に導きます。

　そのため美容鍼灸の施術でも中国医学の理論に基づき顔面部だけではなく全身のバランスを考えて施術を行うことが大切になってきます。また鍼灸治療は副作用が少ないと言われていますが、身体に刺激を与えることで様々な作用を引き起こします。その刺激が適切であれば身体を良好な状態へ導きますが、強すぎる刺激はかえって不調を引き起こす原因になりかねません。そのようなことがないようにお客様の身体に合った刺激量と全身のバランスを考えた施術が必要になるのです。

　また美容鍼灸では、元々顔面部に打つ鍼数は通常の施術よりも多くなる傾向にあります。鍼数が多くなれば変化をさせるための刺激量も強くなるため、結果は出やすくなることもあります。しかし、内出血のリスクはもちろん高くなりますし、強すぎる刺激は、アンバランスな状態を引き起こす原因にもなりかねません。折橋式美容鍼灸ではお客様のお身体に負担をかけることなく、自然に近い状態で健康による美を提案したいと考えているため、お客様の身体の負担にならない刺激量で施術を行います。そのため、人によっては1回目の施術で目に見える効果が出にくい場合もあります。しかし5〜6回と施術を続けていくことで、ほとんどの方にその変化を感じてもらえると感じています。私は急激な刺激によって変化を与えられたものはかえってその反動も強くなると考えています。しかし、ゆっくりと自然な流れによって変化させていくことにより心身の状態が保たれ、健康的な美しさの状態を長くキープさせることができると考えています。

　そして美容鍼灸が鍼灸の技術の一部であっても、美容を目的とした鍼灸治療を行うのであれば、美容に関する知識や技術を身につけることも、とても重要な要素のひとつであると言えます。なぜならそれらを身につけることにより、満足度の高い美容の技術をお客様に提供できることにつながるからです。鍼灸治療は鍼灸師の資格を持たなければできません。今後、鍼灸師が美容に関する知識や技術レベルを向上させることで、既存の美容業界では成し得なかった技術やサービスの提供が可能になると考えています。

　このような高い美容技術をお客様に提案するために、折橋式美容鍼灸では、お客様のお身体の悩みに対して対応できる鍼灸の技術に加え、お肌や美容の悩みに対応できるエステティックの技

術と、栄養学やアロマテラピー、またお客様の満足度を高めるサービスをまとめて、ひとつの技術体系に仕上げてきました。

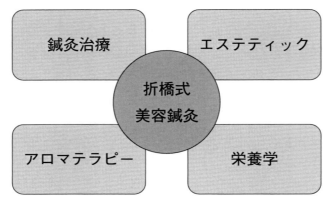

折橋式美容鍼灸を構成する4つの要素

　つまり私にとって、この「美容鍼灸」という言葉は、美容を目的とした鍼灸の技術を用いて行う施術方法の総称を指しています。一般的に美容鍼灸と言われている技術は、顔面部へのアプローチを指しますが、折橋式の美容鍼灸では「美身鍼」の技術に相当します。

　私の美容鍼灸では、この他、髪に対してアプローチを行う「美髪鍼」、体型に対してアプローチを行う「美痩鍼」などがあり、これらを含めた技術を総称して折橋式美容鍼灸と呼んでいます。今回はその中から「美身鍼」について詳しく説明をしていきたいと思います。

6. 折橋式「美容鍼灸」の成り立ち

　折橋式美容鍼灸について説明する前に、この技術の成り立ちについて少し触れておきたいと思います。私の美容鍼灸の師は、東京表参道にあるセラ治療院の院長の町田久先生です。町田先生は鍼灸マッサージ師として35年以上の経歴があり、また分子栄養学の専門家でもあります。美容鍼灸が世間に知られるようになったのは2006年頃ですが、セラ治療院ではそれ以前からすでに美容鍼灸の施術をお客様に提供し、多くのメディアからも取り上げられてきました。町田先生はその時代に、「美容鍼灸」を世に広めた数少ない先駆者の一人です。町田先生の美容鍼灸の特徴は、分子栄養学に基づいたビタミンE配合オイルを使用したトリートメントを取り入れていることです。このビタミンE配合オイルを使用したトリートメントは、今までにも統合医療の分野で数多くの成果をあげてきました。またこのオイルは美容においても非常に高い効果を上げています。このトリートメントの技術を美容目的の鍼灸治療に組み合わせたものが、折橋式美容鍼灸のベースとなっています。

　私は町田先生のもとで鍼灸治療や美容鍼灸の施術に携わり、更には分子栄養学についても学んできました。またセラ治療院は、エステティックサロンや企業などとも業務提携し、美容鍼灸の

技術提供を行っているため、私もその提携先である表参道の某有名エステティックサロンなどで美容鍼灸の施術を行う機会に恵まれてきました。その中には日本のセレブリティや有名人などを対象に施術を行う機会にも恵まれ、大変貴重な経験を積むことができました。

またエステティックサロンで、美容の仕事に携わることができたお陰で、私は鍼灸師にとって足りないものに改めて気づくことができました。例えばきめ細やかなサービスやお客様に対する接客マナーなど、鍼灸院ではあまり重要視されていないことの大切さなどです。私は下積み時代に、鍼灸接骨院で仕事をしていたことがありますが、綺麗なベッドメイキングやお客様へのタオルの掛け方などをあまり気にしたことがありませんでした。このような知識は鍼灸学校では学べなかったものです。しかしよく考えてみれば高級感のあるエステティックサロンでは丁寧な言葉遣いや、きめ細やかなサービスは当たり前のように行われています。鍼灸師が美容業界においてより良い仕事を行っていくには、お客様に喜んでもらえるようなサービスを身につけていく必要があります。そこで私は美容の専門家であるエステティシャンの資格を取ることにしたのです。

私のエステティックの技術は日本エステティック協会認定校であるイルミアアカデミービューティースクールで学んだものです。私は美容鍼灸を行う上でどのような美容の知識と技術が必要かをエステティシャンの資格を取得しながら学んできました。そして、フェイシャルの技術においては経穴や経絡などの東洋医学的な知識を盛り込んだ独自の技術として試行錯誤し、さらに当校学院長である藤井峯子先生に直接ご指導を頂くことで、レベルの高い技術へと仕上げてきました。

このように、折橋式美容鍼灸とは中医学に基づいた理論や技術、美を追求するエステティックの知識や技術に分子栄養学に基づいたオイルの使用、更には接客面においてお客様の満足度を十分に考えたサービスの提供を取り入れた、新しい美容鍼灸の集大成と言うことができます。

7. これからの美容鍼灸の展望

今までの鍼灸治療の概念においては、美容を専門に施術を行うという考え方はあまりありませんでした。治療の中に美容を取り入れて鍼灸治療を行っていた鍼灸師はわずかながらにいたようですが、美容に特化して、専門的に施術を行っていた鍼灸師はほとんどいなかったように思われます。

鍼灸学校でも教育課程の中で美容に対する教育を行っている学校はもちろんありませんでした。しかし最近になって、美容鍼灸を学びたいという学生のニーズに応え、教育の中に美容的内容を取り入れている学校も増えてきています。これは美容鍼灸に期待する鍼灸師が増えつつあることを意味するのかもしれません。美容鍼灸は、今後多くの鍼灸師たちによって学ばれるべき技術であると感じています。

美容鍼灸は、鍼灸業界にとって新しい分野と言えます。そのため今後、美容鍼灸を学びたいと考える方々には広い視野で多くのことを取り入れてほしいと考えています。鍼灸師の中には、「鍼は痛くて当たり前、効果が出れば良い」という考え方もあるようですが、果たして鍼灸治療を受けられる患者の方やお客様もそのように考えていらっしゃるのでしょうか？

　リラクセーションサロンやエステティックサロンが流行する理由には「癒される」、「気持ちが良い」などがあげられます。「痛くても効果がある」、それとも「気持ちが良くなおかつ効果もある」、皆さんはどちらの治療院またはサロンを選ばれるでしょうか？　私はもちろん「気持ちが良くなおかつ効果もある」方を選びます。

　また、今まで私が美容鍼灸を受けてきた感想として最も残念に感じていることは、カウンセリング時には「お肌の悩み」について質問されても、実際の施術においてはその悩みに対し、何も説明がなく、またケアやアドバイスについても行ってくれなかった治療院が多かったことです。「シワについて気になる」「ニキビについて悩んでいる」…など、様々な悩みを抱えて治療院を訪れるお客様は、施術者にその改善方法を求めているはずです。

　しかし、美容に関する知識がなければそれらを解決する方法を伝えたり、アドバイスを行うことすらできないのです。様々なお客様のニーズにお応えするには、より多くの知識や技術を身につけることが必要であると私は感じています。

　また鍼灸治療の相場は一説によると4,500円が全国平均であると言われていますが、実費診療に対して世間ではこの金額が高いという認識があるようです。一方で、エステティックサロンでの施術は数万円もするメニューが多いにもかかわらず、それは妥当であるという認識があります。これは鍼灸の技術に価値がないということでしょうか？　私が下積み時代に美容鍼灸を行っていたサロンでは、美容鍼灸の金額は鍼灸治療の3倍の金額でしたが、お客様の予約は連日いっぱいの状態でした。

　それではなぜ鍼灸治療は高いと思われているのでしょうか？　それはまだまだ一般の方々に鍼灸の価値提案ができていないことや、「美容」に対してならそれに見合う対価だと認識されていることなど、様々な理由があるためだと感じています。私は、鍼灸治療はとても価値のある技術だと考えています。しかしそれをお客様に知って頂かなければ意味がありません。美容鍼灸は一般の方に対し、鍼灸院に足を運ぶきっかけのひとつになる技術であると考えています。今後、美容鍼灸や鍼灸治療について私たち鍼灸師が更に価値提案を行うことで一般の方々に理解を深めてもらうことがとても重要になっていくと思います。

　そのために必要なことは、鍼灸と美容に関する知識と技術をしっかりと身につけ、更にレベルの高い様々なサービスを取り入れ、満足度の高い美容鍼灸の施術を行える鍼灸師が増えていくことだと考えています。そうなることで美容鍼灸は、ひとつの確立された技術として世の中にしっかりと根づいていくものだと私は信じています。

それでは次章では折橋式美容鍼灸を構成する要素についてひとつずつ見ていき、後半は美身鍼を行うために必要な要素と実際の手順について紹介します。

第2章

美容鍼灸とエステティック

　私が考える美容鍼灸を構成するひとつ目の要素となっているのはエステティックです。美容鍼灸ではその名の通り美容を目的とした鍼灸の施術を行います。我々は鍼灸師ですから、当然最低限の鍼灸の知識や技術は学んでいます。しかし美容についてはどうでしょうか？　今後、鍼灸師も美容の職業に携わっていくのであれば、やはり最低限の美容に関する知識が必要になると考えています。私自身そのことを強く感じたため、エステティックスクールに通い、美容に関する必要な知識と技術を習得しました。そこで学んだものは、折橋式美容鍼灸を構築する上でとても重要な要素となっています。

1.　エステティックとは

　エステティックには美容について追及してきた歴史があります。エステティックという言葉は「美学・審美・美意識」を意味し、現在その知識や技術は多岐にわたっています。そのため美容と一言でいっても色々なものがあり、今後、美容鍼灸を行う上で「美容」について学ぶためには、エステティックの発展や経緯について知っておくことはとても大切だと考えています。ここではエステティックの歴史について簡単に紹介していきます。

2.　世界におけるエステティックの歴史

　皆さんは、エステティックの本場というとどこの国を思い浮かべますか？

　最近では、垢すりやよもぎ蒸し、汗蒸幕（ハンジュンマク）などを行う、日本のお隣の国、韓国でのエステティックが話題になりました。しかし、歴史的にも古く、本場のエステティックといえばやはり、ヨーロッパの国、フランスのエステティックです。

　エステティックの発祥の地はフランスとされ、時代をたどれば、18世紀のマリー・アントワネットの時代が始まりと言われています。当時の貴族の女性たちは、着飾ったり、化粧をしたりして身なりを整えていたため、化粧用品の発展と共にエステティックが盛んになったと言えます。20世紀に入る頃には、ボディケアからトリートメント、フェイシャル、脱毛などといったトータル的なケアが行われていたようです。またこの頃から、化粧品の販売も含めたエステティック

サロンの原型ともいえる経営スタイルが行われており、エステティックが急速に発展していった時代と言えます。

その後、フランスでは第二次世界大戦後にエステティシャンという職業が確立され、1957年に応用エステティック協会が設立されました。そしてエステティシャンという職業は社会的な地位を確立していきます。1963年には、フランスの国家資格である「C・A・P：セーアーペー（職業適正証明書）」という制度が設立され、更にエステティック業界におけるエステティシャンの地位の確立に貢献したと言えます。

3. その他のヨーロッパの国々でのエステティック

元々アロマテラピーが盛んなイギリスでのエステティックの始まりは、19世紀のビクトリア王朝時代にさかのぼると言われています。その頃の女性たちが、肌の健康と美しさに関心を持っていたため、特にスキンケア用品やそのお手入れ法が発達したと言われています。

またイギリスのエステティシャンに対する教育や資格制度はかなり整ったものと言えます。その理由は、イギリスのエステサロンではトリートメント施設以外にスポーツジムのような体を動かす施設や、医師によるメディカルチェックが行えるなど滞在型の複合施設として健康と美容のケアを提供しているからです。

イギリスにおけるエステティシャンの資格としては、5つほどの国家資格があり、それらの資格を複数取得していることが一般的に多いと言われています。

またドイツのエステティックでは、化粧品販売とエステティックのサービスが同じサロンで行われているところが多くあるようです。ドイツのエステティックの特徴のひとつには「温泉」を利用した温泉療法が受けられる「クアハウス」などが有名です。近年では、温泉水を使用したボディケアが注目を集め、これを応用したトリートメントを行うサロンも増えています。

4. ハリウッドの影響を受けたエステティック

米国におけるエステティックは、映画の本場ハリウッドの影響を大きく受けた「メイクアップ」が発端と言えるもので、約100年近い歴史を持ちます。米国では、メイクを美しく見せるための美肌作りやファンデーションのノリを良くするために顔のうぶ毛を剃る脱毛が盛んになりました。

そして健康と美容に対する考え方は、自然で健康的な「ウエルネス」の考え方から、ダイエット、リラクセーションへと時代の流れと共に変化していきました。これらの考え方を継承しつつ誕生したのが、「スパ」としてのスタイルです。スパはエステティックサロンに宿泊施設が備わったもので、施設に滞在しながら健康と美容のケアサービスを受けることができます。

また米国におけるエステティシャンの資格は、各州によって異なるという特徴があります。

ウエルネスとは、WHO（世界保健機関）が提示した、「健康」の定義を更に発展させた考え方です。

5. 我が国におけるエステティックの歴史

日本でのエステティックの始まりは、明治時代にさかのぼります。顔を洗ったり、ヒゲやうぶ毛を剃ったりすることしか行われていなかった日本に米国からフェイスマッサージが伝わったのが始まりと言われています。

明治38年、理美容師である芝山兼太郎氏が米国人の生理学者からフェイスマッサージの技術を習得し、理美容室のメニューのひとつとして取り入れました。しかし、当時の日本では「マッサージ」を職業として行う盲人マッサージ組合から、職域を侵すものとして強い抗議を受けたため、芝山氏は自らマッサージの学校に通い、免許を取得し、従来のマッサージとは異なることを説いていきました。また盲学校に寄付するなどの努力を重ね、理解を深めていくことで、フェイスマッサージは理美容界に少しずつ根づいていったのです。

その後、芝山兼太郎氏の娘である芝山みよか氏がフランスで学んだエステティックを基にトータル的なエステティック技術を提供するサロンへと展開していきました。しかし、当時の日本では美容師がエステティックを行っていたのが現状であり、ヘアスタイリングとエステティック双方の根本的なアプローチや技術方法の相違から2つの分野が共に発展するということはありませんでした。そのため、エステティックがヘアスタイリングから独立した形で一般的に普及するには長い年月を要することになります。

そして1972年6月、日本で初めてエステティシャンの組織である「日本エステティシャン協会・CIDESCO-NIPPON」が設立され、エステティック業界の発展や社会的地位の確立を目指してきました。また同時にエステティックの技術向上を目的に認定エステティシャンの制度の確立も進めてきました。

現在、改称した「日本エステティック協会」と「CIDESCO-NIPPON」は、それぞれ独立した団体として日本におけるエステティック業界の発展を目指して活動しています。

以上のようにエステティックには、歴史をさかのぼってみても女性の「美」について追求し続けてきた、深い文化を持つ職業であると言えます。そのため、日本でもエステティックという言葉は、広く知られるようになり、業界の規模も時代と共に拡大してきました。

今後、鍼灸師が美容の分野で活躍していくためには、長い間日本の美容業界を構築してきたエステティックの学ぶべき点を取り入れ、鍼灸の技術や知識と兼ね合わせることによって更に発展

第 2 章　美容鍼灸とエステティック　19

させていくことが必要だと考えています。

6. 美容鍼灸に必要なエステティックの知識とは

　エステティシャンは美容の専門家としてどのようなことを学んでいるのでしょうか？　そして鍼灸師の立場で、どのようなことを取り入れたらよいのか少し見ていきたいと思います。

　エステティックの教科書をみると、エステティック概論、生理学、解剖学、皮膚科学、化粧品学、東洋医学、エステティック機器学、カウンセリング学、栄養学、サロン経営学など、様々な分野の知識を学びます。

　鍼灸師として、この中にはすでに学んでいるものや通常の鍼灸院では必要のないものもあります。我々鍼灸師は医療の現場で人の身体を治療する職業です。そのため、解剖学や生理学については、3 年間の養成施設で学んできましたが、皮膚科学などの専門的な知識や、栄養学などについてはあまり触れる機会はありませんでした。しかし、このような知識は美容を目的とした鍼灸を行う上では必要なものだと考えています。

　皮膚科学は、皮膚の構造や生理機能、そして老化や皮膚に起こる様々な美容の悩みを考える上で重要な知識だと言えます。また栄養学などは、人と食べ物との関係を科学的に明らかにし、食生活を通して人の健康の維持・増進を図ることを目的とした学問と言われています。美しいボディラインや美しい肌、そして老化しにくい身体作りを目指すには、栄養学に基づいた食生活の提案や、サプリメントなどのアドバイスも行えることでよりお客様の視点に立った指導を行うことができると考えています。

　エステティックの技術については、フェイシャル、マニキュア、ペティキュア、ボディケア、ワックス脱毛などがありますが、私の美容鍼灸「美身鍼」の施術では、フェイシャルトリートメントを導入しています。そのためこのフェイシャルトリートメントを習得することは美身鍼を学ぶ上で必要不可欠だと言えます。その他にもエステティシャンとして色々学ぶ中で私が特に重要だと感じたことのひとつには、お客様に対する気配りがあります。この点についても鍼灸の施術の中で取り入れられる部分は多くあると感じています。

　最近では、医療現場においても、身だしなみや接客マナーについて意識が置かれるようになりました。しかしお客様の居心地の良いサロン作りや心地良いベッドメイキング、タオルワークなどエステティックの世界では何気なく行われているサービスが、鍼灸院ではほとんど行われていないような気がします。今までは鍼灸の施術を受けにくる患者に対して鍼灸院はそういう姿勢をとってきたのかも知れません。しかし、美容を目的で来院されるお客様に対してはどうでしょう

か。実際に美容の施術を目的としてエステサロンに訪れるお客様は、施術以外にも最低限それらのサービスを求めている可能性が考えられます。鍼の技術には自信がある・・・。しかしそれだけでは数ある鍼灸院の中から自分の治療院をお客様に選んでもらうことは、とても難しい時代になりつつあるのではないでしょうか。

　このように、鍼灸院で美容の施術を取り入れるのであれば、単に鍼灸の技術だけではなく幅広い分野から多くのものを取り入れ、新しいスタイルを構築することがとても重要になるのではないかと私は考えています。とりわけ、エステティックの分野からは学ぶべきことは多々あります。その中から、最低限必要と思われる内容について、別の章でご紹介します。

第3章
美容鍼灸とアロマテラピー

　私が考える美容鍼灸を構成する2つ目の要素はアロマテラピーです。私の美容鍼灸ではフェイシャルトリートメントを取り入れています。このフェイシャルトリートメントを行うために必要な知識の一部としてアロマテラピーに関する知識があります。フェイシャルトリートメントを行う場合には、どのようなキャリアオイルやエッセンシャルオイルを使用するかによって、期待できる効果が変わります。これは鍼灸師がお客様の体質によって証を立てて、選穴する行為に似ていると思われます。キャリアオイルやエッセンシャルオイルはその特性により作用が異なるため、お客様の状態に合わせて選択することにより、施術の幅が広がり、より高い効果が期待できます。そのため、この章ではアロマテラピーやフェイシャルトリートメントの際に使用するキャリアオイルやエッセンシャルオイルについてご紹介していきます。

1. アロマテラピーとは

　アロマテラピーとは、日本語では「芳香療法」と訳されます。つまり、香りまたは香りの成分がもたらす様々な効能を活かした自然療法と言えます。

　アロマテラピーは、植物から抽出したエッセンシャルオイル（精油）の力を利用し、心や体を癒し、健康や美容に役立てようとする自然療法のひとつです。鼻や皮膚を介して体内に取り込まれた精油の成分は、心身をリラックスさせ、体調を整え、肌に潤いを与えて健康で美しい心と身体づくりに役立ちます。

　アロマテラピーが日本で広く知られるようになったのは1985年に翻訳された『アロマテラピー：芳香療法の理論と実際』（ロバート・ティスランド著、フレグランスジャーナル社刊）がきっかけと言われています。その後、急速な広がりを見せ、現在私たちの生活の中に受け入れられてきました。

2. アロマテラピーが体に与える作用

　精油の成分はトリートメントや入浴などによって皮膚から吸収され、その成分は、真皮層にある毛細血管に入ります。また芳香浴によって鼻から吸収された成分は肺に届く間に粘膜に吸着され、粘膜層の下にある血管に取り込まれます。このように血管に取り込まれた精油は、血液の流れと共に全身を循環し、身体に様々な作用をもたらすと考えられています。

　また一方で精油の成分が嗅覚神経を刺激することにより、本能的な活動や感情に関わる「大脳辺縁系」に伝わります。その信号は記憶に関わる「海馬」や、自律神経、ホルモンの働きを調節する「視床下部」にも伝わり、リラックス効果やストレス軽減といった作用をもたらす神経化学物質を放出させます。

　下記に精油が伝わると言われている経路をご紹介しておきます。

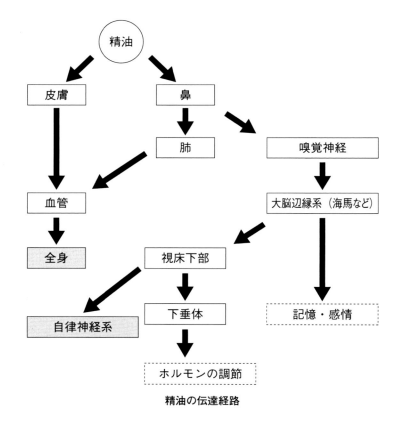

精油の伝達経路

　またトリートメントや入浴などによって皮膚から吸収された成分や呼吸によって肺から吸入された成分は、血液中を流れ全身に行き渡り、内臓などの様々な組織に直接働きかけた後、最終的には、尿や汗として体外に排出されます。

第3章　美容鍼灸とアロマテラピー　23

3. 精油の使い方

　精油は、通常原液のまま直接肌に塗布することはありません。植物油や水、アルコールなどで薄めて使用します。また海外では精油の服用を認めている国もありますが、日本では精油を服用することは禁じられています。精油は普段、遮光ビンに入れられ、ドロッパーという中蓋がついています。ほとんどの場合、1滴が0.05mlになるように設定されています。通常、オイルトリートメントで精油を使用する場合は、濃度が0.5%から1%になるように希釈します。ですから100mlのキャリアオイルの場合10滴〜20滴を目安に使用しましょう。

※生後から6ヵ月までは、キャリアオイルのみ、または大人の1/4の精油の量で使用することが望ましいと言えます。

精油の使用量

キャリアオイル	顔の場合（0.5%）	身体の場合（1%）
10ml	1滴	2滴
20ml	2滴	4滴
30ml	3滴	6滴

4. エッセンシャルオイルとは

　アロマテラピーで使用する精油はエッセンシャルオイルとも呼ばれ、植物から取れる成分を主に蒸留することによって抽出します。エッセンシャルオイルは、原液では身体に強い作用をもたらすため、基本的には稀釈して使用します。例えばトリートメントに用いる場合は、キャリアオイルと呼ばれる、ベースになるオイル（スイートアーモンドオイル、ホホバオイル、月見草油など）に混ぜて使用します。またエッセンシャルオイルは揮発性が高く、空気に触れると急速に蒸発するのが特徴です。

5. キャリアオイルとは

　キャリアオイルは、トリートメントを行う際にエッセンシャルオイルを希釈するためのベースとなるオイルです。また、トリートメントをスムーズに行うための滑剤の役割も果たし、エッセンシャルオイルの成分やキャリアオイル自体に含まれる栄養成分を肌に浸透させる役割もあります。

　キャリアオイルを使用する上での注意事項としては、浸透性が悪く、毛穴などを塞ぎやすいと言われている鉱物油や、酸化した古いオイル（2年以上経ったもの）は使用を避けることなどが挙げられます。

　アロマテラピーで主に用いられるキャリアオイルを次の表に示しました。

アロマテラピーで使用される主なキャリアオイル

キャリアオイル	特徴
スイートアーモンドオイル	オイルトリートメントの際に最も多く用いられるオイルです。様々なタイプの肌に合うオイルで、敏感肌にも用いることができます。
グレープシードオイル	滑りがとても軽いオイルで、浸透もよく、べとつかない特徴があります。また他のオイルと比べ、ビタミンEを多く含むため酸化しにくいと言えます。
月見草オイル	γ-リノレン酸やビタミン、ミネラルを含み、乾燥肌や湿疹などにも用いられます。また老化予防のスキンケアにも効果的なオイルです。
オリーブオイル	オレイン酸やビタミンEを含むことから酸化しにくいオイルです。独特な香りがあり、やや緑色のオイルであるため他のオイルと混ぜて使用するとよいと言えます。
ホホバオイル	ホホバオイルは実際には液体ワックスで、5℃以下になると白く固まります。酸化しにくく安定したオイルで、ニキビのケアのほか、乾燥肌や湿疹などにも効果が高いと言われています。

6. アロマテラピーと陰陽の関係

　自然療法のひとつであるアロマテラピーは、鍼灸やマッサージ、薬草療法などと共通する部分があります。例えばそのひとつに陰陽論という考え方があります。自然界のあらゆるものは、この陰と陽から成り立っているという考え方です。そして私たちの身体もそうですが、花や葉、種などの植物も同じように陰陽の影響を受け、またその法則に従って存在していると考えられています。種は、太陽（陽）の光を浴び、水（陰）を必要とします。また茎や新芽は上方（陽）に伸び、根は下方（陰）に伸びて成長していきます。植物から抽出される精油も陰性のものと陽性のものとに分類され、バランスを崩した身体の状態に合わせて精油を選択することで、バランスを整える働きが期待できます。

7. ビタミンE配合オイルの使用法とオイルの特徴

　私の美容鍼灸ではトリートメントにおいてビタミンEが配合されているオイルを使用しています。ビタミンEは脂溶性のビタミンであり、皮膚からも吸収でき、抗酸化作用に優れていることから、若返りのビタミンとも言われています。その効果としては、血行促進やホルモンの分泌改善、ストレスの改善効果などがあり、体内の様々な代謝に関与していることから、健康面、美容面共に大変優れた栄養成分と言えます。このことからもビタミンEを配合したオイルを使用することで、多くの効果を期待することができます。

　ここで、私が使用しているビタミンE配合のオイル「セラリキッド」の有効成分について詳しく説明をしていきたいと思います。

　セラリキッドの有効成分としては天然のビタミンE、月見草油、大豆油、スクワレン、精油があります。

⑴ 天然ビタミンE（脂溶性）
腸からの吸収よりも皮膚からの吸収に優れています。

また体内における多くの代謝に関与し、痛みや炎症のもとである活性酸素を抑えるとともにDNAの働きを助けて代謝を活発にします。細胞の老化を防ぐ、ホルモンのバランスを整える、生活習慣病の予防、血行改善、美肌効果などの様々な働きがあります。抗ストレスホルモン※（副腎皮質ホルモン）産生作用にも関与しています。
※抗ストレスホルモン：副腎皮質ホルモンのコルチゾールというステロイドホルモン

(2) 月見草油（γ－リノレン酸）
各細胞で作られる局所ホルモン※の主成分として「血管を拡張する、免疫を高める」などの働きがあります。また、アレルギー対策として注目を浴びるなど、体には欠かせない不飽和脂肪酸を多く含んでいます。
※局所ホルモン：微調整ホルモン、体内で供給があれば必要に応じて現れさっと消える。プロスタグランジンなど

(3) 大豆油（αリノレン酸、リノール酸）
必須脂肪酸は体内で作られないため食事から摂取しなければなりません。
αリノレン酸はアレルギー性疾患の予防・改善、脳細胞の活性化を行います。リノール酸は血中コレステロール値を低下させる効果があります。

(4) スクワレン（深海ザメの肝油）
皮膚細胞を活性化し、脂肪酸やビタミンなどの吸収を促進させます。

(5) 精油（エッセンシャルオイル）
精油に含まれる様々な成分を使い分けることにより、個々にあった効果を発揮します。

これらの成分を含む
セラリキッドを用いてトリートメントを行うと…
オイルの有効成分＋アロマテラピー効果＋トリートメントによる刺激
細胞を活性化し、新陳代謝を高め、神経を調節することで
様々な症状の改善に役立ちます。

8. 美容鍼灸のトリートメントに使用する精油

　美容鍼灸の施術における主な効果として挙げられるものの中に美肌効果があります。そのためトリートメントに使用するオイルには美肌効果の高いキャリアオイルやエッセンシャルオイルなどを使用します。ここでは、美肌効果はもちろん、顔面部などの敏感な部位でも使用可能であり、また女性特有の症状や肌トラブルなどにも効果があると言われているラベンダー、ゼラニウム、ローマカモミールの3種類の精油をご紹介します。

(1) ラベンダー

ラベンダーはあらゆる精油の中で最もポピュラーな精油です。効果が多岐にわたり、様々な場面で使用されます。また肌への刺激も優しいことから美容目的に使用されることも多いと言えます。

学名	*Lavandula angustifolia*
科名	シソ科
部位	花、葉
主成分	リナロール、酢酸リナリル
主な効能	バランス調整作用、鎮静作用、鎮痛作用
禁忌	生理学的投与量においてはなし
特徴	ラベンダーの作用としては、主には鎮静作用、緩和作用、バランス調整作用が特徴的で心身ともにバランスを崩した状態を回復させる効果が高いと言えます。また火傷や創傷の手当てにも役立ちます。その他には強力な殺菌作用があるため吹き出物、黒ニキビなどのトリートメントにも向いています。 またラベンダー精油を他の精油とブレンドすることによって他の精油の作用を高めてくれる効果もあります。

(2) ゼラニウム

ゼラニウムの香りは、バラの香りに似ており、多くの女性に好まれます。特に落ち込んだ気分を元気にしてくれたり、女性特有の症状の緩和などにも役立つ精油です。

学名	*Pelargonium odorantissimum*
科名	フウロソウ科
部位	茎、葉
主成分	テルペンアルコール類（60～68%）、エステル類（20～33%）
主な効能	強壮作用、殺菌作用
禁忌	なし
特徴	ゼラニウムの作用としては、収れん作用や止血作用があり傷を治療するのに役立ちます。収れん作用と殺菌作用の特性から、皮脂バランスを調整するためスキンケアにも使用されます。 またゼラニウムには副腎皮質を刺激する作用があると言われています。そのため、ホルモンのバランスを整えるなどの作用があり、更年期障害や月経前の緊張を和らげる効果があります。

(3) ローマカモミール

ローマカモミールはラベンダーと同様に大変人気のある精油で、ハーブ調の香りの中に青リンゴに似たようなフルーティーな香りを持つ精油です。

学名	*Anthemis nobilis*
科名	キク科
部位	花の先端部分
主成分	エステル類（80%）
主な効能	鎮痙作用、中枢神経系への鎮静作用、緩和作用、抗炎症作用
禁忌	生理学的投与量においてはなし
特徴	ローマンカモミールの作用としては、主に緊張した筋肉を緩め、高ぶった神経を鎮静することです。敏感肌や乾燥肌などにも使用できるほど、肌に優しい精油のため、子どもへも安心して使用できる精油のひとつと言われています。また殺菌作用を持つため皮膚を清潔に保ち、ニキビなどの肌トラブルにも効果があります。さらに皮膚軟化作用や保湿作用といった美肌効果もあります。

9. 美容鍼灸とアロマテラピーの相乗効果

　アロマテラピーにはそれぞれ独自に発展してきた素晴らしい理論があります。私の行う美容鍼灸では、主にビタミンEを配合したオイルをベースにラベンダー、ゼラニウム、ローマカモミールの精油を加えたブレンドオイルを使用しています。しかし精油は、このほかにもたくさん種類があり、それぞれ効能が異なります。これらの理論や技術を鍼灸治療に上手く融合させることによって各々の長所が活かされ、様々な相乗効果が期待できると言えます。それは結果的に満足度の高い施術を提供できることにつながると考えています。

第4章

美容鍼灸と栄養学

　私が考える美容鍼灸を構成する3つ目の要素は、栄養学です。前述のように私の恩師は分子栄養学の専門家です。分子栄養学とは、栄養素の働きや、栄養のかたよりによって起こる生活習慣病の発症について、遺伝子のレベルで理論的に理解しようとする学問です。本書では特に分子栄養学には触れませんが、栄養学もお客様の日常における健康管理の一環として、とても大切な要素だと考えています。真の「美しさ」とは、健康的な身体のもとに現れてくるものです。外見をどんなに着飾っていても身体が病んでいたり、また疲れていたりすると、素肌や顔にもその影響は、表れてきます。栄養バランスが悪かったり、栄養不良の状態では、新の美しさを求めることは難しいと思います。また、お客様の日常の生活や食生活を見直すことによって、肌トラブルが改善されることもあります。そこで本章では栄養学について少しご紹介します。

1. 栄養学の意味

　栄養学とは、「人と食物との関係を科学的に明らかにし、食生活を通して人の健康の維持・増進をはかることを目的とする学問」です。

　美容鍼灸では、鍼と灸、そしてトリートメントを用いてお客様の身体や肌に触れ、健康的で美しい身体や肌の状態を提供できるように施術を行います。そして、施術によって得た良い状態を維持できるように最適なアドバイスを行います。正しい食生活を送ることは、美しいボディラインや美肌づくりに重要なことのひとつです。

　そのために美容に必要な栄養素の摂取法や選択法、適切な食生活をアドバイスすることは美容鍼灸の施術の効果を引き出す上でも最も重要な要素であると言えるでしょう。このことからも、美容にとって必要な栄養学の知識を学んでおくことが必要だと考えています。

2. 健康と栄養

　まず最初に健康と栄養について解説します。

　栄養と健康は切っても切れない関係にあります。健康とは病気ではない状態であり、かつ肉体

的にも精神的にも元気で活力がある状態を指します。通常、感染症や精神障害を除けば、病気の大半は食生活と密接な関係があると言われています。

　もし病気になったとしても、栄養状態の良い健康な身体であれば、免疫系などの自己防衛システムが働き、病も治りやすくなります。健康的な美を求めるのであれば栄養バランスの整った食生活を心掛けた身体作りも必要です。ひと昔前の時代では栄養不足による疾病の発生が問題視されていましたが、現在は飽食の時代とも言われ、過食傾向による過剰栄養状態、特にエネルギーの摂取過剰が身体にとって様々なトラブルの原因となっています。また運動量の低下、ストレスの増加なども加わり、高血圧、動脈硬化、肥満などの生活習慣病も増加傾向がみられます。健康の維持・増進には栄養・運動・休養が大切だと言われています。個々の栄養状態をみるとエネルギー摂取量だけが多く、ビタミンやミネラルなどの微量栄養素はほとんどの場合、不足しているといっても過言ではありません。これらのことも考え併せ、美容鍼灸の施術ではお客様に食生活のアドバイスを行うことで、より健康的な「美」を提供できると考えています。

3. 美しいボディラインを作る栄養素

　それでは、美容と栄養の関係について少し説明をしていきます。女性にとって美しさの象徴のひとつにスリムなボディラインが挙げられます。しかし、ただ痩せている身体というのは決して美しいボディラインとは言えません。筋肉や骨格、脂肪の付き方、肌の様子など様々な要素が含まれたバランスの取れた身体こそが美しいボディと言えるのではないでしょうか。

　では、その美しいボディラインを作るための栄養素には、どのようなものがあるのでしょうか？　骨格や筋肉、肌を作る組織は人体にとって重要なものです。まず、これらを減らさず、体脂肪を減少させる栄養素の摂取が必要になります。

美しいボディラインを作る栄養素

必須アミノ酸を含む良質のタンパク質 ビタミンC	筋肉、皮膚などの結合組織の主成分となるコラーゲンは、タンパク質とビタミンCから作られます。
鉄（Fe）	エネルギーを作り出す筋肉に酸素を運び、それらを働かせるための基になるのが鉄分です。
ビタミンD カルシウム（Ca）	骨を作るためにはカルシウムが必要であり、そのカルシウムを骨に沈着させるためにはビタミンDが必要になります。

(1) 必須アミノ酸

　タンパク質は、20種類のアミノ酸が結合したものです。アミノ酸のうち体内で合成されず、食品から摂取しなければならないものを必須アミノ酸と言い、またそれ以外を非必須アミノ酸と言います。

アミノ酸の種類

必須アミノ酸	非必須アミノ酸
イソロイシン	グリシン
ロイシン	アラニン
リジン	セリン
含硫アミノ酸（メチオニン＋シスチン）	シスチン
芳香族アミノ酸（フェニルアラニン＋チロシン）	チロシン
スレオニン	アスパラギン酸
トリプトファン	グルタミン酸
バリン	プロリン
ヒスチジン	アルギニン，グルタミン，アスパラギン

※必須アミノ酸のうち、メチオニンとフェニルアラニンは、一部を非必須アミノ酸のシスチン、チロシンより代替・合成できる。

(2) 良質なタンパク質とアミノ酸スコア

Q．良質なタンパク質とはどのようなものでしょうか？

A．人体をつくるタンパク質と食品に含まれるタンパク質とは組成が異なります。良質なタンパク質とは、人体のタンパク質のアミノ酸構成に近いタンパク質のことを指します。つまり、体内でタンパク質を合成する際に効率が良いものを指します。

Q．良質なタンパク質はどのような食品に含まれるタンパク質なのでしょうか？

A．良質なタンパク質を見分けるためにアミノ酸スコアというものがあります。このアミノ酸スコアの数値が100に近いものほど良質なタンパク質であると言えます。

食品中のアミノ酸スコア

アミノ酸スコア	食品
100	鶏卵
100	牛乳
100	さけ、いわし、あじ
100	牛肉（サーロイン）、豚肉（ロース） 鶏肉（むね肉）、鶏レバー
91	プロセスチーズ
86	大豆
84	えび
82	木綿豆腐
65	精白米
50	みかん、ほうれん草
44	小麦粉

※タンパク質の必要量：成人が1日に必要なタンパク質の量は、体重1kgにつき1.1〜1.2gのタンパク質が必要です。

(3) ビタミンC

　ビタミンCは、水溶性のビタミンで人体の各器官を作っているコラーゲンの生成を促進します。また白血球の働きを強め、体内で感染を抑え、免疫力を高めます。その他には発癌物質を抑制したり、副腎髄質ホルモンの生成を促し、抗ストレス作用があります。そしてシミやそばかすなどのもとになるメラニン色素の生成を抑えるなど美容的効果もある栄養素として有名です。

［1日の栄養所要量］男性／女性ともに100mg

　ビタミンCを多く含む食材：アセロラ、赤ピーマン、菜の花

⑷ 鉄（Fe）

　鉄の主な働きは、体内に酸素を運び、成長を促したり貧血を予防します。女性は毎月の月経時に大量の鉄分が放出されるため男性よりも多く摂取する必要があります。

　［1日の栄養所要量］男性10㎎ / 女性12㎎

　　鉄を多く含む食材：レバー、ひじき、あさり、いわし

⑸ ビタミンD

　ビタミンDは、脂溶性のビタミンで骨の形成に関わるカルシウムとリンの吸収を助けています。また血中のカルシウム濃度を調節し、カルシウムが関与する神経伝達や筋肉の収縮などの人体にとって重要な機能に間接的に関与していると言えます。ビタミンDのうちD3は紫外線が皮膚に当たることによって合成されるため日光に十分当たっていれば食事から積極的に摂取する必要はありません。

　［1日の栄養所要量］男性 / 女性ともに100IU

　　ビタミンDを多く含む食材：あんこうのきも、きくらげ

⑹ カルシウム（Ca）

　カルシウムは、骨や歯を作り、細胞分裂や増殖、筋肉の収縮、神経細胞の伝達など人体の生命維持に必要な役割を果たします。しかし、ここ最近の日本人の平均摂取量は、所要量を満たしていません。

　［1日の栄養所要量］男性700㎎ / 女性600㎎

　　カルシウムを多く含む食材：わかさぎ、にぼし、牛乳、プロセスチーズ

4. 美しい肌を作る栄養素

「肌は、健康状態を映す鏡です。」もしくは「肌の美しさは外見の美しさを決める大きな要素です」。いつもハリがあり、潤いがあって、キメが細かい肌とは、表皮、真皮の部分の細胞が正常でなおかつ活発に働いている状態を表します。では、美しい肌を作るために必要な栄養素には、どのようなものがあるのでしょう。

美しい肌を作る主な栄養素とその働き

タンパク質		筋肉や臓器、皮膚など、人体の大部分を構成している。
ビタミンA		皮膚や粘膜の形成に関与する。
ビタミンB群	パントテン酸	細胞と細胞の接着剤であるコラーゲンの生成に必要なビタミンCの働きを助けることで、肌の健康を維持するのに役立つ。
	ビタミンB_2	脂肪をエネルギーに変換させる働きがあり、にきび肌に効果的。
	ビタミンB_6	タンパク質や脂肪の代謝を促進したり、月経前症候群に効果的。
ビタミンC		コラーゲンの生成を促進し、シワやたるみを予防する。
ビタミンE		過酸化脂肪を抑え、シミを予防し、老化予防の効果がある。
食物繊維		肌荒れの原因になる便秘を防ぐ。

(1) ビタミンA

　ビタミンAは脂溶性のビタミンで、動物性食品に含まれるレチノールと、緑黄色野菜に含まれるβ-カロチンがあります。目のビタミンとも言われ、欠乏すると暗いところでは物が見えにくくなります。また皮膚や粘膜などの上皮細胞の形成や働きに関与し、病原菌が体内に侵入するのを防ぐ役割を果たします。肌荒れ、皮膚のかさつきはビタミンA不足が原因のひとつに挙げられます。また癌の抑制作用や抗酸化作用などでも注目されています。

　［1日の栄養所要量］男性2000IU（600μg）／女性1800IU（540μg）

　　ビタミンAの100IU ≒ 30μg

　　レチノールを多く含む食材：鶏レバー、うなぎの蒲焼、あんこう肝

　　β-カロチンを多く含む食材：モロヘイヤ、ニンジン、カボチャ

(2) パントテン酸

　パントテン酸は、水溶性のビタミンで、副腎皮質ホルモンの産生を促進し、疲労や精神的なストレスがあるときなどに摂取したいビタミンです。またタンパク質、脂質、糖質などをエネルギーに変えるビタミンでもあります。

　［1日の栄養所要量］男性／女性ともに5mg

　　パントテン酸を多く含む食材：鶏・豚・牛レバー、干し椎茸、挽きわり納豆

(3) ビタミンB2

　ビタミンB2は、水溶性のビタミンで糖質、脂質、タンパク質からのエネルギー生成に関与しています。また不足すると皮膚や粘膜が敏感になり、肌荒れや皮膚炎を起こすと言われています。

　［1日の栄養所要量］男性1.2mg／女性1.0mg

　　ビタミンB2を多く含む食材：牛・豚・鶏レバー、干し海苔、舞茸

(4) ビタミンB6

　現在、日本人の食生活は欧米化し、タンパク質の摂取量が増えてきました。そのような現状の中、食物からタンパク質を多量に摂取した場合、使用されなかったアミノ酸は、分解してエネル

ギーとして使われます。ビタミン B_6 はこの過程で必要になります。またエストロゲン分泌が高まると減少するビタミンであるため、女性にとっては特に必要な水溶性のビタミンと言われています。

[1日の栄養所要量] 男性 1.6mg / 女性 1.2mg

ビタミン B_6 を多く含む食材：ニンニク、マグロ、カツオ、鶏レバー

(5) ビタミンE

ビタミンEは脂溶性のビタミンで強力な抗酸化作用を持ち、老化の原因となる過酸化脂質から人体を守ります。また過酸化脂質の生成を抑えるため、脂質の酸化によってできるシミを予防します。その他血行を良くし、皮膚の新陳代謝を高める作用があるため美肌をつくります。

[1日の栄養所要量] 男性 10mg / 女性 8mg

ビタミンEを多く含む食材：アーモンド、落花生、その他の植物油

(6) 食物繊維

食物繊維は、野菜や穀類、豆類、海藻、きのこ、いもなどに多く含まれます。欠乏すると便秘や癌、生活習慣病になりやすくなり、過剰摂取すると、下痢やミネラル欠乏症、消化不良を起こすことがあるため、バランスが大切です。

[1日の目標摂取量] 男性 / 女性 20 ～ 25g

5. 栄養学の重要性

栄養学は、美容鍼灸の施術自体に直接関係している訳ではありません。しかし、美容鍼灸師はお客様に鍼を打つことだけを提供しているわけでもありません。人の身体は食べ物から作られます。そして私たちは鍼灸を媒介にお客様の身体の不調を整えます。せっかく身体の状態に合わせて治療方針を立て鍼灸の施術を行ったとしても、お客様の身体の状態が良好でなければ、効果を出すことはなかなか難しいと考えられます。そのため、身体を作る源である栄養について学ぶことは、健康と美容を提供するに当たり、特に大切であると考えています。なぜならば、お客様の生活習慣を見直すことで、健康状態が良好になったり、お肌のトラブルが改善することにつながるからです。また適切なカウンセリングとアドバイスを行うことは、お客様の信頼を得ることのできるひとつの技術とも言えます。

このように折橋式美容鍼灸では、単に鍼灸の技術だけにとらわれずお客様にとって大切だと思われる分野については積極的に取り入れるように心掛けています。

第5章

鍼灸の美容効果

　私が考える美容鍼灸を構成する4つ目の要素はもちろん鍼灸の技術です。鍼灸師になるには、鍼灸学校で3年間必要な教育を受けます。しかし、鍼灸学校は鍼師、灸師の国家資格を取得するための教育が中心となるため、どうしても臨床で必要な知識や技術が不足する傾向にあります。当然卒業後に各々が目指す鍼灸治療について学び、臨床の場で経験を積んでいく必要があります。そして美容鍼灸では、お客様の体調に合わせてその不調の原因を取り除くための鍼灸治療も行わなければ、本来の「美」を引き出すことは難しいと考えています。そのためには、単に顔に鍼を打つだけの技術を学べば良いわけではなく、鍼灸治療ではどのような理論でその不調に対してアプローチしているのかをしっかりと学ぶ必要があります。鍼灸の治療効果と、私が考える鍼灸の美容効果について説明をしていきたいと思います。

1. 鍼灸治療の効果とは？

　鍼灸の施術において、その効果とメカニズムについて熟知しておくことはとても大切です。カウンセリングにおけるお客様への説明や、より満足度の高い施術を提供する上でも必要になります。美容鍼灸がなぜ美容における様々なトラブルに対し効果をもたらすことができるのでしょうか。鍼灸の治効理論と併せて、この疑問に対する答えについて少し考えていきたいと思います。

　鍼灸治療というと一般的にはどのような症状、疾病に対して効果があると思われているのでしょうか？　多くの方々の場合は、肩こりや腰痛、膝痛などの症状に対して効果を発揮する治療法として認識されているように感じます。

　しかし、実際の鍼灸治療ではこれらの症状以外にも様々な不定愁訴に対して効果を挙げています。たとえば、特定の原因が見当たらず、病気とは診断されないような頭痛や不眠症、冷え性などの症状は東洋医学の得意とする分野だと考えられます。それでは実際に鍼灸治療において期待できる効果についてみていきましょう。

第 5 章　鍼灸の美容効果　35

鍼灸治療において期待できる主な効果としては以下の 3 つが挙げられます。

1．血流改善効果
2．鎮痛効果
3．自律神経系・ホルモン系・免疫系への調節効果
これらの効果についてそれぞれを詳しくみていきたいと思います。

(1) 血流改善効果

　施術中に刺鍼部位の冷えがとれたり、施術後に患者から身体全体が温かくなったと伝えられた経験はないでしょうか。これは、血液の循環が悪いために冷えていた身体が、鍼灸の刺激によって血流改善されることにより身体が温かくなったためです。

　また実際に鍼やお灸を行った部位の周囲（直径 1cm 〜 2cm 程度）が赤く紅潮することがあります。これはフレアー現象といって軸索反射によってもたらされた局所の血管拡張によって血流量が増加するために起こります（軸索反射に関しては次の鍼灸の治効理論のところでもう少し詳しく説明を行います）。

　このように血流改善効果としては、フレアー現象のような見た目でも分かる局所的変化や前述でも説明したように身体が温かくなったという主観的・客観的な感覚で感じる変化もみられます。

　また同時に、この血流改善効果が、次に説明する鎮痛効果にも関連していると言えます。

(2) 鎮痛効果

　私が今まで施術の中で経験した鍼灸治療における鎮痛効果の例には、急性腰痛、俗に言う「ぎっくり腰」があります。「ぎっくり腰」とは、重い荷物を持ち上げる動作やくしゃみ、または顔を洗う動作や靴下をはくなどの日常の様々な動作が原因で急激に起こる腰の痛みの総称です。症状によっては病院での治療が必要なものもありますが、鍼灸治療によってその回復期間が短くなったケースもあります。また来院時には歩くこともままならない方が、鍼灸治療を受けられた後には、痛みが軽減し、スムーズに歩いて帰ることができたというケースも少なくありません。このように急激に起こった痛みに関しては、鍼灸治療は即効的な効果を示すことがあります。

　また鎮痛効果のもうひとつの例としては、首・肩こり、腰痛などの慢性的な痛み（凝り）に対する効果です。鍼灸治療は、常日頃からの慢性的な痛みに対して持続的に効果を発揮します。実際、鍼灸治療を受けられている方々から、慢性的にあった痛みが治療後に軽減し、その効果がある程度持続するという話をよく耳にします。

　このように鍼灸治療の効果としては、急性的な痛みに対しては即効的な効果、また慢性的な痛み（凝り）に対しては持続的な効果が十分に期待できるのではないかと考えられます。

(3) 自律神経系・ホルモン系・免疫系への調節効果

それでは自律神経系・ホルモン系・免疫系への調整についてはどうでしょうか？　私たち鍼灸師が資格を取得するために通う養成施設の必須科目である「はりきゅう理論」の中では鍼灸刺激について次のように記されています。「鍼刺激による作用は鎮痛効果ばかりでなく自律神経系、内分泌系、免疫系にも影響を与えている可能性がある」（東洋療法学校協会編教科書執筆小委員会：『はりきゅう理論第1版』, 医道の日本社 2002, p. 82 L25 より引用）、また「灸刺激は自律神経系、内分泌系、免疫系といったシステムに働きかけ、最終的にホメオスターシスの維持につながる治療法と考えられている」（東洋療法学校協会編教科書執筆小委員会：『はりきゅう理論第1版』, 医道の日本社 2002. p. 85 L1引用）。実は鍼灸治療の作用機序に関する研究結果はいまだ得られておらず推測の域を脱してはいません。しかし、鍼灸刺激によって起こる様々な反応の結果をみると、これら自律神経系、内分泌系、免疫系がなんらかの関与をしていることは推測できます。また同時に様々な不定愁訴に対する鍼灸治療の効果を説明する上でも、これら3つの系統の関与は否定できないと考えられます。

鍼灸の刺激は、本来人に備わっている自然治癒力や生体賦活機能を高めることができると言われています。人が自分の身体を治そうとする働きを助けるという役割からも、副作用の少ない治療法として注目を集めているのです。このように鍼灸治療とは、現代人の抱える様々な症状に対し改善させる可能性を秘めた治療法と言えるのではないでしょうか。

2. 鍼灸の治効理論

それでは鍼灸の治効理論についてもう少し詳しくみていきたいと思います。
ここでは、治効理論の中でも鍼灸治療の主な効果として前述した血流改善効果と鎮痛機構に関する軸索反射についてみていきたいと思います。

(1) 局所の血流改善と軸索反射

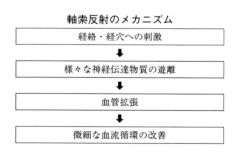

軸索反射とは、局所への鍼刺激によって刺鍼部位における血流量が増加するメカニズムを示し

たものです。

　鍼の刺激が感覚神経末端に伝えられ、その情報が求心性に伝達されます。そしてその伝達された情報は脊髄終末部に伝えられるだけでなく感覚神経の分枝を通って逆行性に神経末端に伝えられます。その後、神経末端で神経伝達物質（サブスタンスPやCGRPなど）が放出され、この付近にある血管を拡張させます。それによって微細な血流循環が改善され、フレアー現象と呼ばれる紅潮が出現します。

　私の経験上、特に背部、腰部などへの刺鍼においてこのフレアー現象が現れやすいと思われます。またこのような反応が出現している場合には、その部位に「気」が集まってきているなどと説明される鍼灸師の先生方もおられるようです。

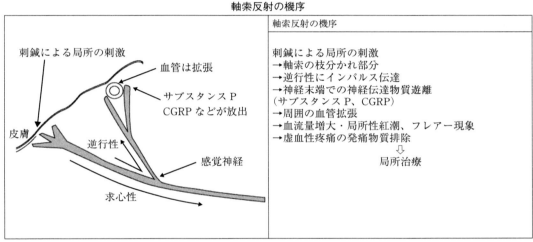

軸索反射の機序

(2) 鎮痛効果と軸索反射

　軸索反射を模式的に以下のように図で示すことができます。この反射は、ポリモーダル受容器の興奮が関与しており、神経末端から放出される神経伝達物質によって起こる血管拡張反応以外に神経性炎症を引き起こすと言われています。またポリモーダル受容器の興奮は中枢神経系に伝達され、内因性鎮痛機構を作動させ、鎮痛効果をもたらすと考えられています。

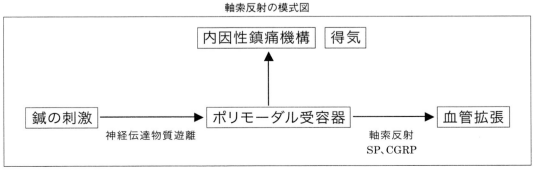

軸索反射の模式図

(3) 鍼鎮痛発現機構

(a) 鍼鎮痛求心路

　鍼鎮痛の発現機構には、中枢経路として鍼鎮痛の求心路と遠心路に区別して説明されています。先ずは、求心路についてみていきたいと思います。

　求心路とは、経穴部位への刺激が、後根を通り脊髄後角に達します。その後、反対側に交叉し、上方の中脳中心灰白質を経てさらに上行し、視床下部、視床下部外側部、弓状核中央部を経て弓状核後部に達します。

　また弓状核中央部から弓状核後部への伝達にはドーパミンニューロンが関与しており、このドーパミンニューロンは下垂体から分泌されるβ-エンドルフィンによって調節を受けていると考えられています。ここまでが、求心路と言われる経路です。この弓状核後部からの経路については、次の鍼鎮痛遠心路で説明していきます。

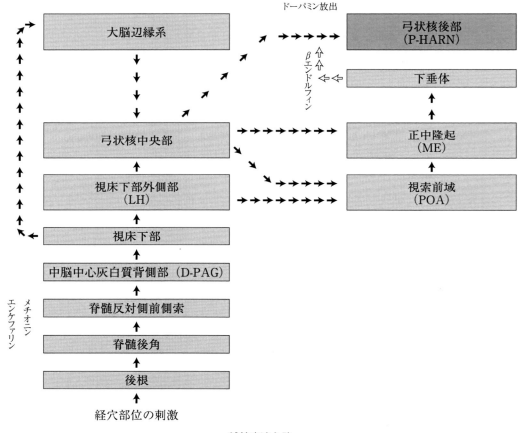

鍼鎮痛遠心路

（武重千冬. 動物実験における針の鎮痛発現機序に関する研究. 昭和大学. p.2 より改変）

(b) 鍼鎮痛遠心路（下行性痛覚抑制系）

　次に下行性痛覚抑制系と言われている遠心路ですが、視床下部の弓状核後部から始まり、2つの経路に分かれます。一方は縫線核系を下行するセロトニン系で、もう一方は、巨大神経細胞網様核を下行するノルアドレナリン系の下行性抑制系です。この2つの痛覚抑制系は脊髄を下行し、脊髄の後角で末梢から入力された痛覚に関する情報を脊髄全体で遮断すると考えられています。

　つまり、この発現機構が鍼鎮痛の機序と想定されています。また鍼の刺激は、視床下部に伝えられると考えられています。視床下部は、自律神経系やホルモン系などの調節中枢であることからも鍼灸の刺激が、自律神経系やホルモン系、そして神経系に関与している免疫系の調節に関与しているのではないかと考えられます。

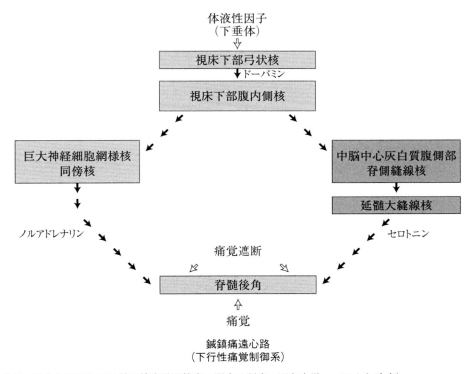

（武重千冬. 動物実験における針の鎮痛発現機序に関する研究. 昭和大学. p.18 より改変）

3. 美容鍼灸の効果

(1) 美容鍼灸の目的

美容鍼灸の効果として主に、美肌効果（くすみ改善、保湿効果、キメの細かい肌作りなど）、リフトアップ効果、小顔効果、シワ・シミ・クマの改善効果、むくみの改善効果などがあげられます。全身の新陳代謝を高め、その人が本来持つ自然で健康的な美しさを取り戻すことが期待できます。

(2) 美容鍼灸の特徴

　現在、女性の美容に対する願望には、小顔や美顔など顔面部に対して美しさを求める傾向があります。そのため美容を目的とした美容鍼灸では、顔面部の施術が中心になることが一般的と言えます。

　実際の施術では、鍼灸の理論に基づき局所的な施術として顔にある経絡や経穴に対し刺激を与え、顔面部の気血の運行を促進させます。また同時に顔面部を走る経絡を刺激することによりその経絡と繋がる臓腑組織の機能調節や体幹、四肢への作用も期待できると考えられます。

　そして、もっとも特徴的と言えるのは美容の悩みに対して根本的な原因解決法を目指すことができるところにあります。鍼灸治療では、基本的に身体全体を診て施術を行います。気・血・津液、五臓六腑などの状態を把握し、お客様の身体の不調を整えます。そしてその不調が原因となって起こっている肌の悩みに対し、鍼灸の技術による健康面からのアプローチによって根本的な解決へ導くことができます。つまりこの健康面と美容面の双方への効果が美容鍼灸において大きく期待できる部分だと考えています。

美容鍼灸は身体の様々な問題を根本（身体の内部）から
解決していくことが大きな特徴と言えます。

(3) 美容鍼灸の理論

　顔面部への刺鍼は、筋肉を引き締め、タルミを解消し、小顔効果やリフトアップにつながります。また、刺鍼による顔面部温度上昇やフレアー現象は、局所反応である軸索反射が関与し、顔面部の血流改善によって、シワ、シミ、クマなどが軽減します。皮膚の再生が促進されることで、肌に潤いを与え、ハリをだし、美肌効果（くすみ改善、保湿効果、キメの細かい肌作り）や、美白効果にもつながるのではないかと考えています。

　また全身治療における鍼灸の刺激は、全身の血流改善、自律神経系や内分泌系を調節すると考えられています。そのため自律神経失調症やホルモンバランスの乱れが関与しているニキビやシ

ミ、シワなどの肌トラブルの改善にもつながるのではないかと考えられます。

⑷ 美容鍼灸の副次効果

　美容鍼灸を受けた方の感想として、シワ・シミの軽減、クマ・くすみの改善、リフトアップ効果、むくみの改善、美白効果、毛穴の引き締め効果などがあります。また美容の効果以外にも冷え性が改善した、太りにくくなった、生理不順が改善したなどという話を多く耳にします。これは鍼灸治療の理論から考えると決して不思議なことではありません。たとえお客様が美容の目的で来院されたとしても、全身的な施術を行うことで、身体の不調を整えることにつながります。そのため、お客様が意識していなかった美容に対する悩み以外の不調についても、副次効果的に改善することがあるのです。鍼灸の治療機序については、いまだ解明されていない部分も少なくありません。しかし、治効理論を知っておくことは、今後の鍼灸治療の将来的可能性を考える上でもとても重要な要素だと考えられます。また同時に鍼灸治療について全く知識のない一般の方々に対し、鍼灸治療の効果を説明する上でも大切な知識のひとつであると私は考えています。

第6章

美容鍼灸に必要な解剖学

　鍼灸師は、鍼師、灸師の資格を取得するための養成施設において、鍼灸治療を行うために必要な人体の仕組みや機能についての知識を、解剖学や生理学という分野から学んできました。

　美容が目的であっても対象は人の身体ですから、当然これらの学問の知識も必要になってきます。整体など民間の有資格者よりも、我々国家資格を取得している鍼灸師の方が、長い時間をかけてこれらの知識を学んできました。そのため医学的知識をしっかりと身につけることは、お客様に健康に基づく美しさを提供することができ、高い信頼を得ることにつながります。

　ここでは、美容鍼灸の施術において最も重要となる頭部、顔面部の解剖学についてまとめておきたいと思います。頭部、顔面部の骨や筋肉の位置関係を把握しておくことで、筋肉の状態や、正確な経穴の位置を捉えることができます。また皮膚科学は、肌の状態を把握する上で、とても大切な知識です。鍼灸師は皮膚についてあまり学ぶ機会はないと思いますが、美容の専門家であるエステティシャンは、スキンケアやフェイシャル、ボディトリートメントを行う上で重要な知識として皮膚科学の知識を取り入れています。これは美容鍼灸を行う者にとっても大切なことだと考えます。

　またシワの改善やリフトアップ効果を求めるのであれば表情筋の機能を知っておくことが大切です。顔面部のシワやたるみが現れている場所に局所的な刺鍼を行うだけでなく、表情筋の状態から、そのシワを作っている表情筋の起始や停止、筋肉の走行などに合わせて経穴を選択し、刺鍼を応用することで根本的なアプローチも行えると考えています。

　またフェイシャルトリートメントにおいても筋肉の状態に合わせて手技を変えたり刺激の強度を変えたりすることもできます。私たちが学んだ知識をいかに実践で活かすことができるのか、それが美容鍼灸師としての深みになると思います。

1. 頭顔面部の解剖学と経穴

　まず、頭顔面部の骨について見ていきたいと思います。頭顔面部とは、頭蓋骨と顔面骨の2種類の骨の分類を指します。頭顔面部の骨を図で示し、美容鍼灸で使用する経穴を分布します。美身鍼では、少ない刺激でより高い効果を目指します。そのためには正確な経穴への刺鍼が必要不可欠であり、解剖学的にも経穴の位置をしっかりと把握しておく必要があると考えています。

(1) 頭顔面部前面の骨と経穴の位置

　まず、最初に頭顔面部前面において美身鍼で使用する各経穴の位置を下図に示しました。しっかりとイメージできるように確認しておきましょう。

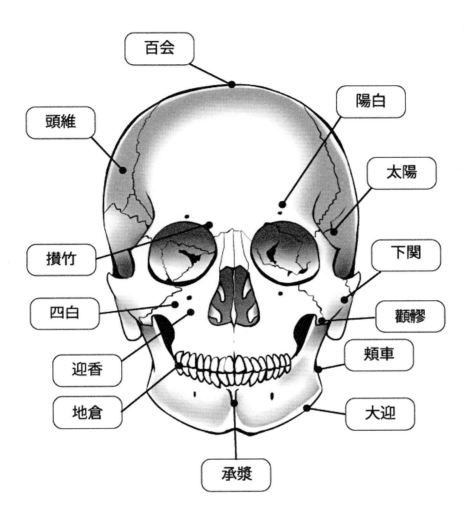

(2) 頭顔面部側面の骨と経穴の位置

次に頭顔面部側面において美身鍼で使用する各経穴の位置を下図に示しました。この位置関係もしっかりと確認しておきましょう。

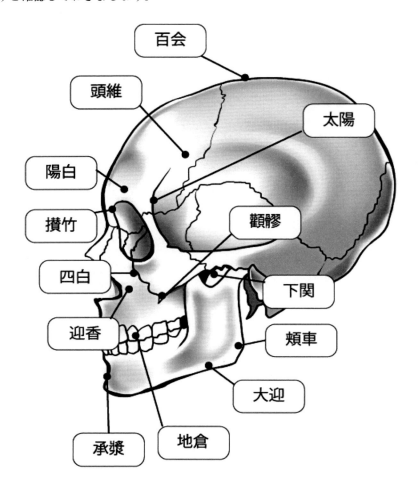

2. 頭顔面部の筋と経穴

次に頭顔面部の筋肉についてみていきたいと思います。頭顔面部の筋は主に顔面筋と咀嚼筋とに大別されます。美容鍼灸を行う上で特に重要となるのは顔面部の中の表情筋です。ここでは顔面筋と咀嚼筋について少し触れておきたいと思います。

(1) 顔面筋とは

顔面筋は、主に頭蓋骨から起こり、皮膚につくため皮筋と呼ばれています。浅層にある筋肉で、収縮することによって顔面の皮膚を動かし、シワや窪み、凹凸を作ります。またこれらの動きによって表情が作られることから表情筋とも言われています。表情筋は横紋筋で、なおかつ随意筋

であるため自分の意思で自由自在に動かすことができ、細かい様々な表情を作ることができます。そのためほとんどの筋は、薄くて小さな筋肉であり、図のような仕組みで皮膚を動かして表情を作ります。

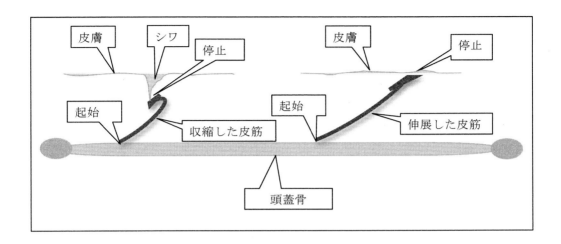

(2) 顔面部の筋肉の起始停止とその作用

　表情筋へのアプローチを考える際には、筋がどのように動くかを把握する必要があります。ここでは顔面部の表情筋の起始部と停止部、そしてそれらの表情筋の特徴と作用を一覧の表にまとめました。

【顔面筋・・・・・・支配神経：顔面神経】

	筋肉	起始 ⇒ 停止	特徴と作用
後頭前頭筋	1. 後頭筋	後頭骨の外後頭隆起の左右両側⇒帽状腱膜	前頭筋から帽状腱膜とつながっており、眉を上げると後頭筋も動く。
	2. 帽状腱膜	後頭筋⇒前頭筋	後頭筋と前頭筋を結ぶ中間腱。後頭筋と前頭筋をつなぐ様に頭頂部を被う広い扁平な腱膜。
	3. 前頭筋	髪の生え際⇒眉と眉間の皮膚	眉を引き上げ、額に横シワを作り、驚いたときの表情を作る。
4. 皺眉筋(すうびきん)		眉間（前頭骨鼻部、眼輪筋）⇒眉毛中央の皮膚（前頭筋と混じり合う）	眉間に小さな縦シワを作ると共に眉を中央に引き寄せて隆起させる。（額にハの字を寄せた表情）
5. 眉毛下制筋(びもうかせいきん)		目頭⇒眉毛の下の皮膚（眼輪筋の一部とみなすこともある）	鼻根部と左右の眉頭の間に横シワを作る。また眉毛を下に引く表情を作るときに働く。

筋肉	起始 ⇒ 停止	特徴と作用
6. 眼輪筋	前頭骨鼻部、眼窩部の内側方⇒外側眼瞼靭帯、眉の皮膚	目の周りを幾重にも取り巻いている平らな筋で、眼瞼を閉じる働きをする。（眼瞼を開くのは上眼瞼挙筋）
7. 鼻根筋	鼻背の筋膜、鼻根⇒眉間部の皮膚	眉間と両眉頭とを幾分引き下げ、鼻根に横シワを作る。
8. 鼻筋	上顎骨前面、上顎犬歯の歯槽隆起⇒鼻背、鼻翼	鼻孔を狭める作用と鼻翼を外下方に引き、鼻孔を広げる作用を持つ。（横部 {鼻孔圧迫筋}、翼部 {鼻孔開大筋} に分かれる）
9. 鼻中隔下制筋 びちゅうかくかせいきん	鼻筋の鼻翼部内側部⇒鼻中隔	鼻中隔を下方に引き、鼻孔を広げる。
10. 口輪筋	上顎骨、下顎骨、鼻中隔⇒口裂を輪状に取り囲み、口唇の粘膜に着く	口裂を閉じる、口を強く閉じ、口唇を前方に突き出す作用を持つ。
11. 上唇鼻翼挙筋（眼角筋） じょうしんびよくきょきん	内眼角部の骨（上顎骨の前頭突起）⇒上唇、鼻翼	鼻筋に沿って走り、鼻にシワを寄せたり、上唇、鼻翼を引き上げる。
12. 上唇挙筋（眼窩下筋）	上顎骨体（眼窩下縁）下方⇒上唇の皮膚	鼻翼・上唇を引き上げる。 ※泣くときの表情を作る。
13. 小頬骨筋	頬骨⇒上唇	上唇を外上方に引き上げる。 前歯が見える表情で、つくり笑いの表情を作る。
14. 大頬骨筋	頬骨弓⇒上唇・下唇・口角	口角を外上方に引き上げる。 笑いの表情を作る。鼻唇溝（観相学では法令という）を左右に引く。
15. 口角挙筋	上顎骨（犬歯窩）⇒口角の皮膚	大頬骨筋と協同して口角を外上方に引き上げる。 （この筋が働くと犬歯があらわになるため犬歯筋ともいう）
16. 笑筋	頬の皮膚（咬筋の筋膜）⇒前方に走り⇒口角の皮膚	口角を外方に引く。 （笑ったときに口角付近にエクボを作るため別名エクボ筋という）
17. 口角下制筋 こうかくかせいきん	下顎体の下縁、広頚筋⇒口角の皮膚	口角を内下方に引き下げる。 （恐怖・怒りなどの表情を作る。扁平な筋でへの字を作り、左右の口角下制筋がオトガイの下で連なってオトガイ横筋※を作る） ※オトガイ横筋：横ジワを作り、二重あごを作る。
18. 下唇下制筋 かしんかせいきん	下顎骨の前面オトガイ孔付近⇒上方に走る⇒下唇の皮膚	下唇を外下方に引く。 （口角を斜め下に引き下げる） 下唇下制筋が働くと広頚筋も一緒に働く。
19. オトガイ筋	下顎体の前面⇒オトガイの皮膚	オトガイの皮膚を引き上げ、下唇を前方に突き出す。

筋肉	起始 ⇒ 停止	特徴と作用
20. 頬筋	上顎骨、下顎骨の後部側面⇒口角（口輪筋の深層に加わる）	口角を外側に引く。頬を緊張させ頬の粘膜が上下の歯で咬まれないようにする。
21. 耳介筋（上・前・後）	頭蓋⇒耳介	耳介を動かす。（ヒトでは外耳の筋は発達が悪く退化的である）

(3) 咀嚼筋について

　咀嚼筋は頭部の深い部位にあり、顔面筋に比べ強大な筋肉です。頭蓋の側面および底から起こり下顎骨につき、咀嚼運動に関与することから咀嚼筋と言われています。

【咀嚼筋・・・・・・支配神経：下顎神経】

筋肉	起始 ⇒ 停止	特徴と作用
1. 咬筋	頬骨弓⇒下顎枝および下顎角の外面　筋は浅層・深層の２つに分かれ、浅層部は前上方から後方に向かって走り、深層部はほぼ垂直に真下に走る。	下顎骨を引き上げ、歯を咬み合わせる。咬筋は強大な筋で、歯を食いしばると表面から触れることができる。
2. 側頭筋	側頭骨・頭頂骨の側面⇒下顎骨の筋突起・下顎枝	下顎を引き上げる。筋の後部の線維は下顎骨を後方に引く。歯を咬み合わせると耳介の上方で側頭筋の収縮を触れることができる。

※咀嚼筋は他に内側翼突筋、外側翼突筋がある。

　頚部の筋はフェイシャルトリートメントやデコルテトリートメントを行う際に触れる筋肉です。ここでは頚部の筋のうち、主な浅層にある広頚筋、胸鎖乳突筋についてだけ触れておきます。

【頚部の筋】

筋肉	起始 ⇒ 停止	特徴と作用
1. 広頚筋　支配神経は顔面神経	下顎骨下縁⇒胸部上方の皮膚	口角・下唇を下方に下げる。頚部の皮膚を上方に引く。広頚筋が収縮すると頚部の皮膚にシワを作る。（前頚部にある薄い膜状の皮筋で口角周囲の表情筋と交わる）
2. 胸鎖乳突筋　支配神経は副神経、頚神経ワナ	胸骨柄・鎖骨の内側 1/3 ⇒乳様突起	頭部を側屈し、反対側へ回旋するなど。

3. 各々の表情と関連する筋肉・経穴

　ここでは、筋肉と経穴を少し変わった形でみていきます。東洋医学における五行分類では情動変化で表れる表情に怒・喜・思・憂・驚の「五志」があります。この「五志」に関連する表情筋・経穴の位置について見ていきたいと思います。

表情に関連する筋肉・経穴

1. 怒りの表情	作用する筋は？
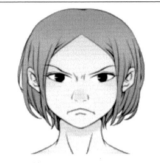 **起始⇒停止** **口角下制筋**：下顎体の下縁、広頚筋⇒口角の皮膚 **皺眉筋**：眉間⇒眉毛中央の皮膚（前頭筋と混じり合う） **鼻根筋**：鼻背の筋膜、鼻根⇒眉間部の皮膚	**口角下制筋**：口をへの字にし、口元にシワが寄る。 **皺眉筋・鼻根筋**：この2つの筋が働くと眉間にシワが寄り、「しかめっ面」になる。鼻に縦ジワと横ジワを作る。 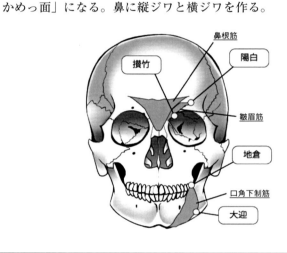

第6章　美容鍼灸に必要な解剖学

2. 喜びの表情	作用する筋は？
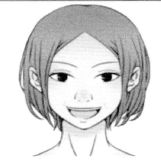 **起始⇒停止** 大頬骨筋：頬骨弓⇒上唇・下唇・口角 小頬骨筋：頬骨⇒上唇 口角挙筋：上顎骨（犬歯窩）⇒口角の皮膚 笑筋：頬の皮膚（咬筋の筋膜）⇒前方に走り⇒口角の皮膚 上唇挙筋：上顎骨体下方⇒上唇の皮膚	大頬骨筋・小頬骨筋・口角挙筋：口角を上方かつ外側に引き上げて口を大きく開ける。※口角挙筋（犬歯筋） 笑筋：口角を外側に引くことにより口を大きく開ける。 上唇挙筋：口角を外上方に引きあげる。 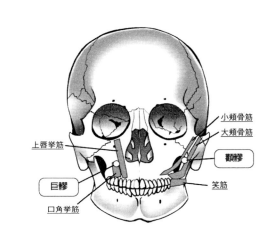

3. 思い、考える表情	作用する筋は？
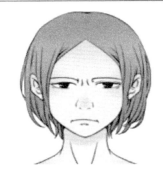 **起始⇒停止** 皺眉筋：眉間⇒眉毛中央の皮膚（前頭筋と混じり合う）	皺眉筋：眉間を中央に寄せ、縦にシワを作る。 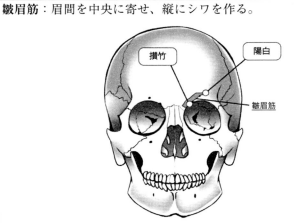

4. 憂う表情	作用する筋は？
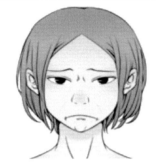 起始⇒停止 オトガイ筋：下顎体の前面⇒オトガイの皮膚 下唇下制筋：下顎骨の前面オトガイ孔付近⇒上方に走る⇒下唇の皮膚 前頭筋：髪の生え際⇒眉と眉間の皮膚 皺眉筋：眉間⇒眉毛中央の皮膚	オトガイ筋：オトガイ筋が収縮してアゴの先にシワを作る。 下唇下制筋：口角を斜め下に引き下げ、口をへの字にする。 前頭筋と皺眉筋：この２つの筋が働くと眉間の中央に深いシワが生じる。 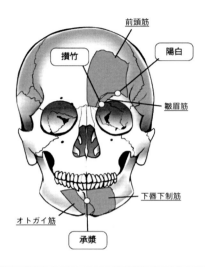

5. 驚きの表情	作用する筋は？
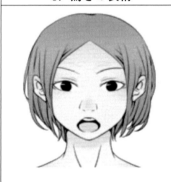 起始⇒停止 前頭筋：髪の生え際⇒眉と眉間の皮膚	前頭筋（帽状腱膜）：眉を引き上げる表情では、前頭筋が働き、額に横ジワを作る。同時に額も上に引き上げられるため帽状腱膜も動く。 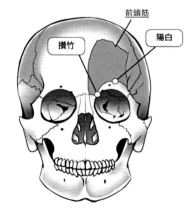

　以上、五行分類における「五志」に該当する表情とそれに関連する表情筋またはそれらの表情筋上にある経穴を記しました。各々の表情において働く表情筋は異なります。顔面部における様々なシワは表情によって起こるものも多く、美容上の悩みにおいても上位に上がってくる肌ト

第6章　美容鍼灸に必要な解剖学　51

ラブルのひとつです。シワを作る表情筋の位置、起始部、停止部を知り、それらに関連する経穴の位置を熟知しておくことは、シワに対するアプローチの幅を広げることにもつながると考えています。

4. 解剖学における経穴の捉え方

　ここまで骨や筋など解剖学的な観点から経穴の位置関係を見てきました。鍼灸師は、骨度法によってツボの取穴を行います。または感覚的に経穴を捉えることもありますが感覚的な取穴方法は再現性がなく、個人のセンスによっても大きく左右されるため最初からそれらに頼りすぎると正確な取穴を行うことが難しくなります。そこで正確な取穴を行う際に重要となるのが、骨や筋肉の位置関係です。お客様のお顔が各々異なるように、その顔面部を構成している骨格や筋肉も異なります。美容鍼灸の施術において、顔面部への刺鍼やフェイシャルトリートメントでの経穴刺激によって効果を引き出すためには、より正確な取穴が必要になります。各々の経穴に関連する骨や筋肉の位置関係を熟知することで、正確な経穴の位置を探り、最終的には反応をみて、取穴することでより効果的な施術を行うことができると考えています。

5. 頭顔面部・頚部に関するリンパ

　折橋式美容鍼灸「美身鍼」の施術においては、刺鍼技術の前に頚肩部のトリートメント、デコルテトリートメント、フェイシャルトリートメントを行う場合があります。トリートメントにおいては特にリンパの流れを意識して行います。そのためリンパの流れを知っておくことでより効果的なトリートメントを行うことができます。ただ単に施術の手順に沿って刺激を行うのと、目的を持って施術を行うのでは効果に対してかなり大きな差が生まれてきます。そのため、頭顔面部や頚部に関連するリンパ節の位置やリンパの流れについては最低限覚えておくことが大切です。
　頭顔面部や頚部には多くのリンパ節が、頭部を取り囲むように点在しています。ここでは、各々のリンパ節の位置と走行について見ていきたいと思います。

⑴ 頭顔面部のリンパ節の位置
　頭顔面部のリンパ節は、浅い部位からリンパを集める浅在性リンパ節と動脈に沿って存在する深在性リンパ節に大別されます。各々のリンパ節の働きとその位置を以下に示しました。
【浅在性リンパ節】
① 浅耳下腺リンパ節：側頭部、眼瞼周囲などの顔面部上部、前頭部などからのリンパを集める。
② 下顎リンパ節：咬筋周囲の小さいリンパ節や眼瞼部、鼻、頬などからのリンパを集める。
③ 耳介後リンパ節：側頭部、耳介後面などからのリンパを集める。
④ 後頭リンパ節：頭頂部、後頭部などからのリンパを集める。

【深在性リンパ節】
① 咽頭後リンパ節：咽頭鼻部、耳管などからのリンパを集める。
② 深耳下腺リンパ節：顔面の側部からのリンパを集める。
③ 頬リンパ節：顔面部の深い部分のリンパを集める。
④ 顎下リンパ節：顔面部全体（口の中、唇、鼻、頬などの広範囲）のリンパを集める。
⑤ オトガイ下リンパ節：オトガイの正中部、下唇からのリンパを集める。

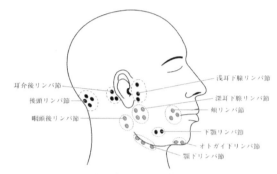

頭顔面部のリンパ節
（伊藤隆, 高野廣子：解剖学講義改訂2版, 図8-160, p.637, 南山堂）

(2) 頚部のリンパ節の位置

　頚部のリンパ節は、主に静脈に沿って点在し、浅い部分にある浅頚リンパ節と深い部分にある深頚リンパ節とに分けられます。各々のリンパ節の働きとその位置を以下に示しました。

【浅頚リンパ節】
　胸鎖乳突筋の表面に存在し、側頚部からのリンパ、頭顔面部の浅在性リンパ節からリンパを集める。

【深頚リンパ節】
① 上深頚リンパ節：内頚静脈の上部に沿って点在する。
② 下深頚リンパ節：内頚静脈の下部に沿っていくつも点在するリンパ節群。

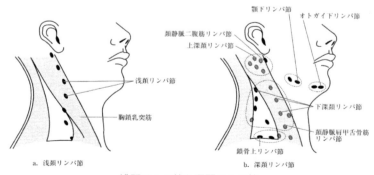

浅頚リンパ節と深頚リンパ節
（伊藤隆, 高野廣子：解剖学講義改訂2版, 図8-161, p.638, 南山堂）

（3）頭顔面部の経穴とリンパの走行

リンパ節の位置と同様に大切なのは、リンパの走行です。頭顔面部のリンパの走行は、基本的には中心部から外側部に流れており、下顎角の後部に集まります。その後、頚部に沿って鎖骨まで下り、腋に流れていきます。トリートメントを行う際には、どの方向に刺激を加えるかにより効果も異なってきます。そのため、リンパ節の位置に加えてリンパの流れる方向についても熟知しておくことが大切です。

6. 美容鍼灸のための皮膚科学

頭顔面部の解剖学的解説の終わりに皮膚科学についてご紹介したいと思います。「皮膚はその人の健康状態を映し出す鏡」とも言われ、施術の際には皮膚の状態を見ることによりお客様の年齢や健康状態なども推測することができます。肌の色つや、弾力性、潤いなどが、その指標になると思います。このことからも、美容を目的とし、身体全体の状態をみて美容鍼灸の施術を行うには、皮膚の知識はとても重要な要素になります。

（1）皮膚とは

私たちはほぼ毎日、皮膚に触れたり、鏡で肌の様子を見ています。お風呂に入り、体や顔を洗ったり、男性の場合は、髭を剃ったり、女性の場合は化粧をしたりするのも、皮膚に対して直接触れる行動のひとつです。つまり、私たちは、外観の美しさとして、肌（皮膚）の状態をとても重要視していると言えます。

また皮膚は、私たち人体を外部環境から守り、保護する働きを持っています。例えば、気温が上がると、汗をかくことで体温上昇を防いだり、また様々な細菌などから人体を守るために肌のpHを弱酸性に保つことなどです。

※肌のpH：もともと肌表面は、弱酸性（pH 5.5 ぐらい）を示しており、適度な酸性は、殺菌作用や肌を引き締める作用を持つと言われています。

このように皮膚は、生命活動においても、重要な役割を担っています。

（2）皮膚の生理機能

皮膚は人体で最大の臓器とも言われ、人の身体全体を覆っている臓器です。表皮、真皮、皮下組織を合わせると約9kgにもなり、体重の約14 ～ 16％を占めると言われています。また皮膚には次のような生理機能があります。

皮膚の生理機能

①防御作用	・物理的な外力、化学的な有害刺激に対して保護する作用 ・紫外線から肌を保護する作用 ・細菌、微生物から肌を保護する作用（弱酸性 pH5.5 ～ 7.0） ・必要な水分や電解質が喪失するのを防ぐ作用
②皮膚吸収作用 （経皮吸収作用）	・皮膚表面は疎水性のため水溶性の物質は経皮吸収されにくいが、分子の小さい油溶性の物質※は経皮から吸収される ※吸収されやすい物質：ステロイド系ホルモン（男性ホルモン・女性ホルモン・副腎皮質ホルモン）、脂溶性ビタミンA・D・E・K
③分泌・排泄作用	・皮膚には皮脂腺、汗腺があり、皮脂と汗が分泌されている※。 ※分泌された皮脂・汗が混じり合って皮脂膜を作り、肌を守る。
④知覚作用	・皮膚は感覚器官のひとつといえ、痛覚、触圧覚、温度覚などの各受容器が存在する
⑤体温調節作用	・発汗による調節 ・毛細血管の拡張・収縮による調節

(3) 皮膚の構造と機能

　皮膚とは、表皮と真皮から成り立っていて、その表面は、上皮で被われています。そして、その下にある結合組織は、皮膚に弾力性を与えています。また結合組織中にある血管は上皮細胞に栄養を送り、神経組織は痛覚や触圧覚、温度覚からの情報を伝達したり、平滑筋を支配したりしています。

　真皮の下には皮下組織と呼ばれる層があり、結合組織や血管、脂肪細胞から成り立っています。この皮下組織には、太い動脈や静脈が走っていて、真皮にある毛細血管につながっています。

皮膚の構造と機能

皮膚	表皮	角層	・物理的な外力、化学的な有害刺激からの保護 ・細菌、微生物から肌を保護 ・皮膚の透過性を調節して、水分の喪失を防止 ・痛覚、触圧覚、温度覚の受容による感覚の伝達 ・病原体などに対する免疫応答 ・ビタミン D_3 の合成
	真皮	乳頭層	・表皮を支持し、栄養を補給
		網状層	・表皮から侵入した病原体などの拡散防止 ・痛覚、触圧覚、温度覚、振動覚の受容による感覚の伝達 ・脂肪の貯蔵 ・血管による温度調節

第6章 美容鍼灸に必要な解剖学　55

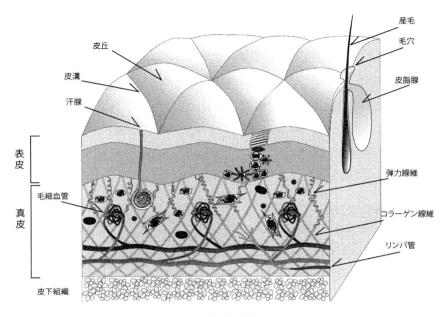

皮膚の模式図

(4) 表皮の構造と細胞

　表皮は、厚さ約 0.2mm で、ケラチノサイト、メラノサイト、メルケル細胞、ランゲルハンス細胞から成ります。ケラチノサイトは最も多く、表皮の最下層で分裂して、上方の層へ移行していきます。メラノサイトは基底層にあり、色素細胞とも呼ばれ、メラニン色素を生成します。またメルケル細胞は、感覚受容器で、ランゲルハンス細胞は、表皮で免疫を担当します。表皮は成熟段階によって異なる形態の層が配列し、4つの層に分類されます。表皮の細胞層は、角質層、顆粒層、有棘層、基底層から成り、最も下層の基底細胞が分裂し、徐々に上方へ移行し、最終的には表面で垢となって脱落します。このサイクルを「ターンオーバー」と呼びます。

表皮細胞の構造

角層（数層〜10層）	最上層で、扁平な5角形の角質細胞が規則的に隙間なく重なり合っている。
顆粒層（2〜3層）	細胞は角質になるため細胞膜が肥厚し、水分も除かれ、小器官が崩壊して死に至る。
有棘層（5〜10層）	表皮で最も厚い層で、多くの細胞間に接着構造があり、表面に棘があるように見える。メラノサイトやランゲルハンス細胞がしばしば見られる。
基底層（1層）	最下層で、真皮と接している。真皮の毛細血管より栄養分や酸素が送られ、細胞分裂を行い、絶えず新しい細胞を作り出している。

(5) 皮膚のターンオーバー

　皮膚の表面にある表皮は、基底層で細胞分裂を繰り返し、細胞の形態を変化させながら最も上層にある角質層に達します。

そして最終的には角質細胞に変化し、皮膚表面で垢となって剥がれ落ちます。この変化の過程を「ターンオーバー」と呼んでいます。このサイクルは、年齢や部位によっても異なりますが、約28日間と言われています。

このターンオーバーが正常に行われることにより、日焼けによって黒くなった肌は再び元の白さを取り戻し、シミのない肌、またハリがあり、キメの細かいみずみずしい肌が作られます。

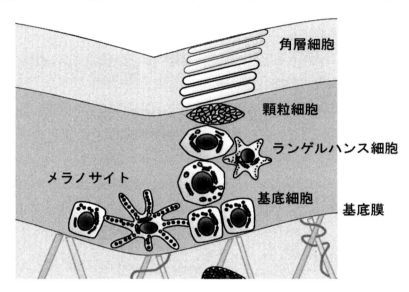

表皮の構造

(6) 真皮の構造と作用

真皮は、表皮の下にある層で、コラーゲンと呼ばれる膠原線維やエラスチンと呼ばれる弾性線維、ヒアルロン酸、水分などから構成されています。厚さは、表皮の約15倍〜40倍と言われています。

真皮細胞の構造

乳頭層	表皮との境界の部分で突起状になった部分。毛細血管が豊富で、表皮に栄養を与えている。
乳頭下層	乳頭層の下層の部分。
網状層	乳頭下層から皮下組織までの部分で、真皮の大部分を占める。線維成分が密になっており、膠原線維、弾性線維などから成る。

(7) 皮下脂肪組織の構造

真皮の下から筋膜までの部分で、結合組織や皮下の血管とそれを満たす脂肪組織から成ります。中性脂肪を貯蔵し、外からの物理的刺激に対してクッションの役目を果たし、また体温の低下を防ぎ、熱産生といった保温機能などの役割を果たしています。皮下脂肪組織の厚さは、年齢や体の部分によっても異なっており、新生児や思春期には厚くなるといえます。部位によっての違い

は、大腿部、殿部などでは厚く、目の周囲、鼻、口唇などでは薄くなっています。また顔面部や頚部といった表情筋のある部位では、皮下脂肪組織と骨格筋との境界が不明瞭であるため、この部位を皮筋と呼んでいます。

　ここまで、皮膚科学について少し説明をしてきました。

　以上が、私のこれまでの経験上、美容鍼灸の施術を行う上で特に必要だと感じ、学んできた知識になります。解剖学や皮膚科学にしても奥が深い学問です。どこまで知識を深めるかは人それぞれですが、美容鍼灸の施術にいらしたお客様の肌の悩みに対して応えられるような知識レベルは最低限必要だと思います。

　最近はインターネットの普及により、一般の方々でも様々な情報の入手が可能になりました。また一般の健康、美容関連の雑誌などでも、医学的な内容がわかりやすく説明されているものを目にする機会も増えてきました。施術を受けにいらっしゃるお客様自身の知識も以前に比べ、豊富になってきています。そのため今後は私たち施術者も専門家としてしっかりとした知識と技術を身につけておくことが大切になってくると考えられます。美容鍼灸をひとつの確立された技術として身につけるためにも解剖学や皮膚科学に関する知識をしっかりと身につけることが大切です。

第**7**章

美容鍼灸のためのクレンジング

1. 美容鍼灸を行う上でのクレンジングの重要性

　クレンジングとは、肌表面に付着しているメイクの汚れを落とすことを言います。洗顔はクレンジングの後に行い、皮脂などの汚れを落とすことを言います。そのため肌の汚れをきれいに落とすためにはクレンジングと洗顔の両方の行為が必要になります。

　折橋式美容鍼灸「美身鍼」の施術では、肌にメイクが付着していると素肌の状態を把握することが難しいため、必ずメイクを落としてから施術を行います。素肌の状態を正確に把握することは美容鍼灸の施術において、的確な施術方法を決定するためにとても重要な要素のひとつと言えます。またメイクの上からの刺鍼を行う施術者もいるようですが、メイクの成分や肌の汚れがある状態で皮下に鍼を刺すことは、衛生面上、適切な施術とは言えません。

　これらのことを考慮し、美身鍼の施術の前にはクレンジング（またはセルフクレンジング）を必ず行うようにしています。

　それでは、クレンジングについて解説していきたいと思います。

2. クレンジングの種類

　ここでクレンジングの種類について説明をしておきます。クレンジングには、主に①ローション　②ジェル　③ミルク　④クリーム　⑤オイルの5種類があります。

　それぞれの詳しい特徴については次表を参照して下さい。

第7章　美容鍼灸のためのクレンジング　59

クレンジングの種類と特徴

クレンジングの種類	特徴
①ローションタイプ	コットンなどに含ませ、メイクを落とす。 オイルを含まず、アルコールの成分で汚れを落とすため肌への刺激がやや強い。
②ジェルタイプ	洗い心地がさらっとしており、ミルク、クリーム、オイルに比べ、べたつきが少ない。 オイルを含まないため、濃いメイクを落とすにはあまり向かない。
③ミルクタイプ	肌に必要な皮脂は落とさず、メイク汚れだけを落とす。 滑り心地がよく、肌への刺激も弱いため肌には優しい。
④クリームタイプ	肌への刺激が優しく、敏感な肌のタイプにも合う。 洗浄力もオイルタイプの次に強く、洗い心地も良い。
⑤オイルタイプ	オイルの成分を多く含み、濃いメイクを最も落としやすい。洗いすぎてしまうため肌に必要な皮脂も落としてしまう傾向にあり、肌には刺激が強い。

※汚れの種類や肌質によって選択します。

　ここで紹介した5種類のクレンジングタイプは、それぞれ長所、短所があります。まず、クレンジングタイプの特徴を知り、使用の目的、汚れの種類、肌質に合わせて選択することがとても重要になってきます。

3. クレンジングの手順

　実際の美身鍼の施術に入る前に行うクレンジングの手順について解説します。通常はポイントメイククレンジング→ミルククレンジング→スポンジ拭き取り→コットン拭き取り→泡洗顔→泡洗顔拭き取りの順で行います。

　本来、この工程のすべてをまとめてクレンジングと言います。しかし、ここではわかりやすく説明するためにあえて各々の工程ごとに分けて記載します。クレンジングはひとつひとつの作業が細かく、また丁寧に行う必要があります。なぜなら、メイク汚れをしっかりと落とさなければ肌トラブルの原因につながる可能性があるからです。また、雑なクレンジングは鍼の施術を行う前のお客様に不安を与えます。すべての行為が美容鍼灸の施術の総合的評価に結びつくということを忘れずに取り組みましょう。

4. ポイントメイククレンジング

　美身鍼のクレンジングは、最初にポイントメイククレンジングからはじめます。ポイントメイククレンジングとは、目元や唇など他の部位よりも濃いメイクを行う場所にクレンジングを行うことを指します。濃いメイクは通常のクレンジングで汚れを十分に落とすことが難しいため他の部分と分けて丁寧にクレンジングを行う必要があります。

ポイントメイククレンジングの手順

①目元

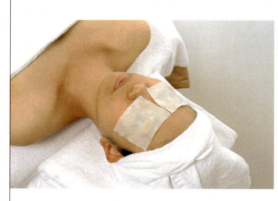

　大きめのコットン（片目全体が隠れる程度の大きさ 8cm × 6cm）を用意し、2枚に裂いて精製水に濡らします。
　次に専用のポイントメイククレンジング剤、またはキャリアオイル（精油が含まれていないもの）をコットンに塗布します。
　裂いた2枚のコットンを片目に1枚ずつ丁寧に置き、目元にしっかりと密着させるようにします。

第7章　美容鍼灸のためのクレンジング　　61

②唇1

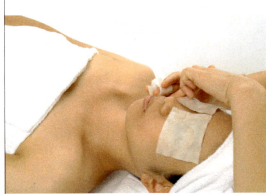

　目元のコットンはそのまま置いた状態で、新たに別のコットンを用意して同じように2枚に裂き、そのうちの1枚で口紅を落としていきます。
　コットンを半分にたたみ、片方の手で口角を引き上げながら、上唇・下唇を外側から中央にかけて拭き取っていきます。

※コットンは①の目元同様に精製水で濡らし、オイルを塗布させて使用します。

②唇2

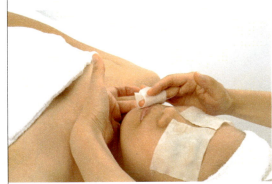

　次にコットンをきれいな面に持ち変えてから、上唇は上から下に、下唇は下から上に縦に（唇のシワに沿って）コットンを動かしながら汚れを拭き取ります。
　次に上唇と下唇の間を口裂に沿って横にコットンを動かし、最後に左右の口角をきれいに拭き取ります。

③眉毛

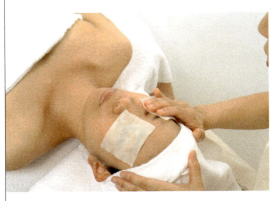

　目の上に置いてあったコットンを使い、目に軽く示指・中指・薬指を当て、中心から外側に向かってコットンを引くように拭き取っていきます。
　コットンをたたみ、眉毛の中心から外側、次に外側から中心に向けてメイクを落としていきます。

④瞼

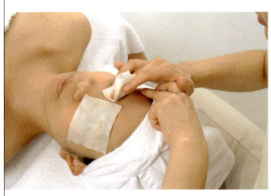

　コットンの面を変えて、瞼の下を外側から中心に向けてアイシャドウを落としていきます。
　瞼の上も同様に外側から中心に向けてアイシャドウを落としていきます。片方ずつ丁寧に行います。

⑤まつ毛１

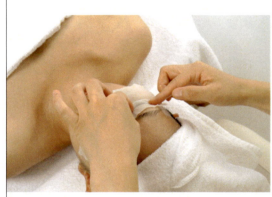

　コットンを精製水で浸し、ポイントメイククレンジング剤、またはキャリアオイルを塗布し半分に折り、まつ毛を挟んで少し置いておきます。少し置くことでマスカラが落ちやすくなります。

※マスカラが付いている場合に行います。

⑥まつ毛２

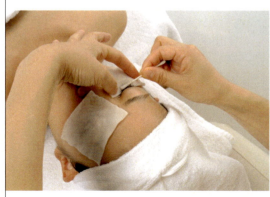

　しばらく置いた後、コットンの上から示指、中指、薬指を軽く乗せ、外側に引くようにマスカラの汚れを拭きとります。汚れた面を内側にして、コットンを更に半分にたたみ、まつ毛の下に置いて、綿棒を使ってまつ毛の上から丁寧にマスカラを落とします。

※このとき綿棒にもクレンジング剤を塗布しておきます。

5. ミルククレンジング

　ポイントメイククレンジングが終わったら、次にミルククレンジングに移っていきます。ミルククレンジングによって、顔面部全体のメイク汚れを落としていきます。使用するクレンジング量は、ファンデーションの質や濃さまたは顔の大きさによって判断します。

①塗布

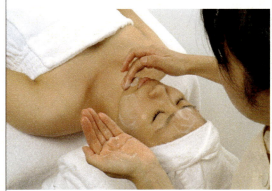

　まずお客様に合わせてクレンジング剤を適量手に取り、アゴ、左右の頬、額の4個所に塗布していきます。
　顔全体にクレンジング剤が馴染むように伸ばしていきます。

※適量が分からない場合は、500円玉くらいの量を目安にして調整してみて下さい。

②首

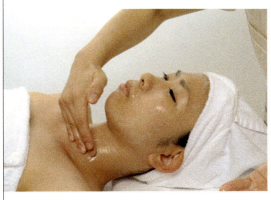

　顔面部への塗布が終わったら、首にもクレンジング剤を塗布し、よく馴染ませ、四指を使って優しく汚れを落としていきます。

③アゴ

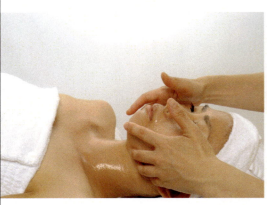

　アゴ下と、アゴ上を中心から耳の下に向かって三指でフェイスラインを包むように、クレンジングをなじませます。
　両手を交互に使ってオトガイを包むように半円を描きながらクレンジングを行い、汚れを落としていきます。

④口周囲

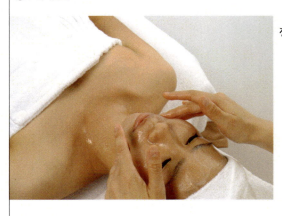

　中指を使い、唇に沿って口の周りを円を描くようにして汚れを落とします。

⑤頬

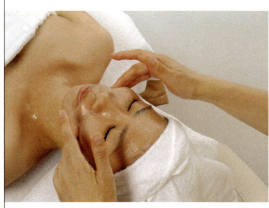

　三指の指腹を使い、頬全体を3ラインに分け、小さな円を描くように汚れを落としていきます。

1ライン：口角から耳垂の前までのライン
2ライン：頬骨下縁に沿って鼻翼から耳珠の前までのライン
3ライン：眼の下のライン

第7章　美容鍼灸のためのクレンジング　65

⑥小鼻の脇

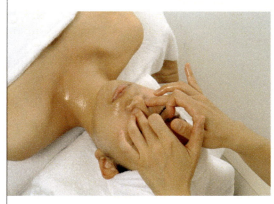

　中指・薬指をらせん状に動かし、小鼻の脇の汚れを落としていきます。この部位は皮脂汚れが溜まりやすいため念入りにクレンジングを行います。

⑦鼻筋

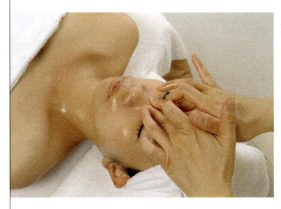

　中指を鼻筋に沿って上下に動かしクレンジングを行います。

⑧鼻全体

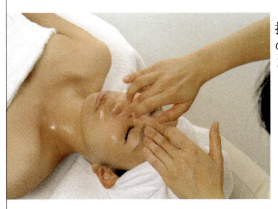

　片手を眉間に添え、もう一方の中指の指腹で小鼻の脇、中心、もう一方の小鼻の脇の順番で小さい円を描くようにクレンジングを行います。

⑨額

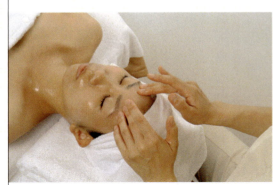

　額を3ラインに分けて、中心からこめかみに向かって大きくらせんを描くように汚れを落としていきます。

1ライン：眉毛の上のライン
2ライン：額の中央のライン
3ライン：髪の生え際のライン

⑩目

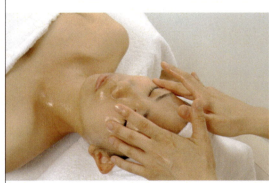

　最後に三指で円を描くように目の周囲を全体的にクレンジングします。
　目の周囲を数回に分けて、しっかりと汚れを落としていきます。最後にこめかみで軽く指圧を行って終了します。

6. スポンジ拭き取り

　スポンジ拭き取りは、クレンジング剤で浮かせた汚れをスポンジに吸わせて拭き取る作業です。スポンジでクレンジング剤を拭き取る際には肌にかかる圧に注意し、スポンジの広い面を上手に使い、なるべく肌をこすり過ぎないよう汚れをスポンジに吸わせながら拭き取ります。スポンジに適度な水分を含ませることで、肌への刺激を少なくすることができるため、あらかじめ使用するスポンジを湯に浸し、軟らかくしておきます。
　（適度な水分を含ませてホットキャビの中に入れておくか、使用する直前に湯に浸し、温めても構いません）

第7章　美容鍼灸のためのクレンジング　　67

①目元

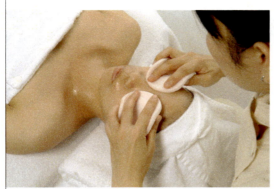

　スポンジに温かい水分を含ませ、目の上に軽く置きます。密着させてから適度な圧をかけてそのまま外側に引くようにしてクレンジング剤を拭き取ります。

②額

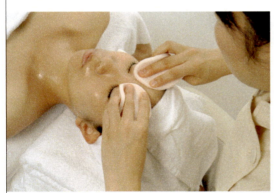

　スポンジのきれいな面を使い、額を3ラインに分け、中心からこめかみに向かい同様に拭き取ります。

※スポンジを肌に当てるとき中心部が拭ききれない場合があります。そのためどちらか一方のスポンジで先に縦ラインを拭き取り、その後左右にスポンジを引くように拭き取ります。

③頬

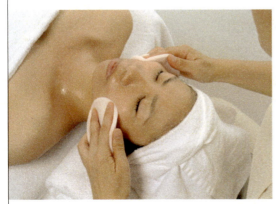

　スポンジの面を変え、頬の3ラインの拭き取りを行います。

1ライン：目の下から目尻のライン
2ライン：口角から耳の前のライン
3ライン：アゴ先から耳の下のライン

④口周囲

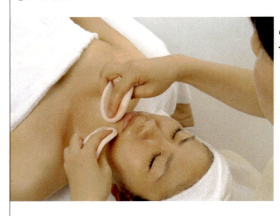

スポンジの面を変え、下唇の下、上唇の上を左右交互に指を使って拭き取ります。

⑤鼻

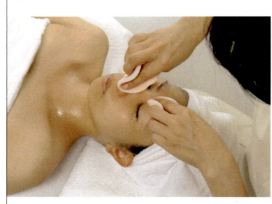

左右同時に小鼻の脇から目頭まで拭き取ります。そのまま左手は額に置き、スポンジの面を変え、右手で左の鼻の脇、中心部、右の鼻の脇を拭き取ります。
最後にスポンジの角を使って鼻孔に沿って鼻の下を拭き取ります。

⑥眉

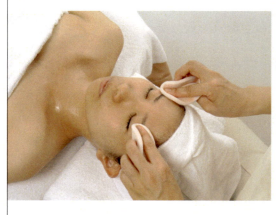

右手のスポンジで小鼻から鼻側面を通り眉頭まで拭き取ります。
そして両手のスポンジで眉頭からこめかみに向かって拭き取っていきます。

第7章　美容鍼灸のためのクレンジング　　69

⑦首

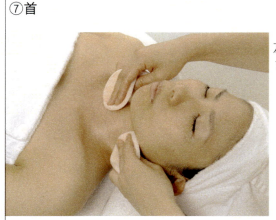

スポンジの面を持ち変え、首の下から左右交互に中心部から外側へと拭き取ります。
最後は首の側面を拭き取り終了です。

7. コットン拭き取り

　次はコットン拭き取りです。コットン拭き取りではスポンジで拭き取りきれなかった細かい部分の汚れを拭き取ります。コットンの面はキメが細かく、肌への負担は少ないのですが、スポンジに比べ接地面が小さいため大きい部分の拭き取りには適していません。そのためまずはスポンジを使用して大まかなクレンジング剤を拭き取り、その後コットンで丁寧に拭き取るようにします。

①こめかみ

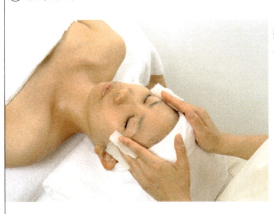

まず精製水に浸したコットンを2枚に裂き、両手に持ちます。そして軽く左右のこめかみにコットンを当てます。

②右目・左目

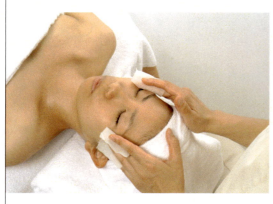

　右手のコットンで右目を中心から外側に拭き取り、こめかみで止めます。左手のコットンで右目の下、瞼の上を外から中心に向かって拭き取り、目の下から眉毛まで時計の逆周りの方向に半円を描くように拭き取ります。

　左目も右目と同様に拭き取りを行います。

③額

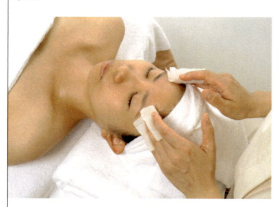

　コットンの面を変え、額を3ラインに分けて中心部から外側に向かって拭き取ります。

※このとき、中心部の拭き残しを避けるため片方のコットンで中心部を下から頭部に向かって縦に軽く拭き取り、その後、外側に拭き取るとスムーズに拭き取ることができます。

1ライン：眉毛の上
2ライン：額の中央
3ライン：髪の生え際

④頬

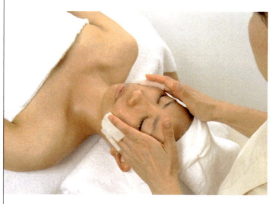

　コットンをひっくり返し、頬を3ラインに分け、中心から外側に向かって拭き取ります。

1ライン：眼の下
2ライン：鼻翼から耳珠の前まで
3ライン：口角から耳垂の前まで

第7章　美容鍼灸のためのクレンジング　71

⑤口

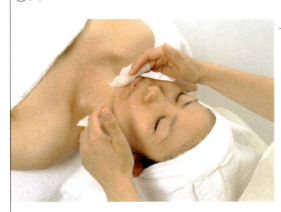

　左右のコットンを交互に使って下唇の下、上唇の上を拭き取ります。

⑥鼻

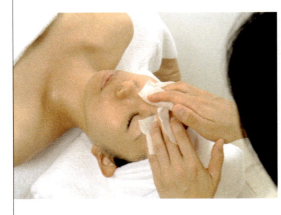

　小鼻から鼻の側面を通って目頭まで拭き取り、右手のコットンで鼻の左側面、中心部、右側面を下から上に向かって拭き取ります。
　次に目頭から眉毛の中心、眉毛の外側に向かって拭き取ります。

⑦首

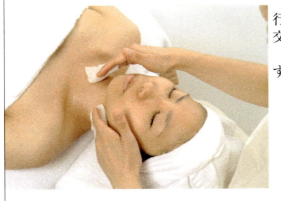

　コットンの面を変え、首の拭き取りを行います。中心から外側に向かって左右交互に首の拭き取りを行います。
　最後に首の側面を拭き取り終了します。

8. 泡洗顔

次は、泡洗顔を行います。クレンジングによってメイクの汚れを浮かし、スポンジとコットンでメイクの汚れをふき取った後は、泡洗顔によって皮脂などの汚れを落としていきます。

泡洗顔には、泡がそのまま出てくるプッシュタイプのものを使用すると便利です。

①塗布

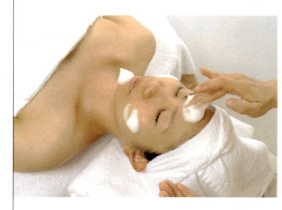

泡洗顔料を手に取り、アゴ、両頬、額に塗布し、指の腹で全体に馴染ませます。

※このとき鼻孔や目の中に泡が入らないように注意しながら馴染ませ、軽く汚れを浮き立たせるようにします。

②アゴ

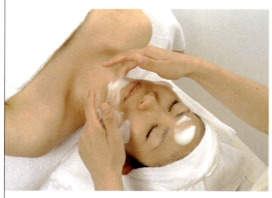

まず、下顎に沿ってアゴ先から下顎角に向かい、指の腹で軽く洗顔します。アゴは左右の中指・薬指を交互に使って洗顔します。

第7章　美容鍼灸のためのクレンジング　73

③口

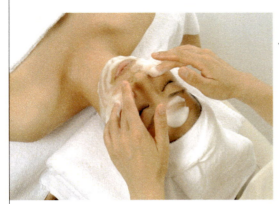

　泡が口に入らないように気を付けながら、口の周囲を片方の中指・薬指を使って円を描くように洗顔します。

④頬

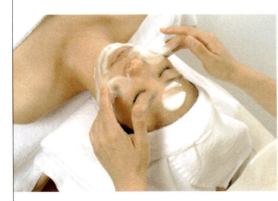

　頬を3ラインに分け、中心部から外側に向かって小さい円を描くように洗顔します。

1ライン：口角から耳垂の前まで
2ライン：頬骨下線に沿って鼻翼から耳珠の前まで
3ライン：眼の下

⑤鼻

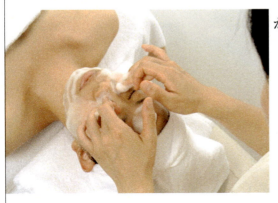

　泡が鼻孔に入らないように気を付けながら、小鼻、鼻筋を丁寧に洗顔します。

⑥額

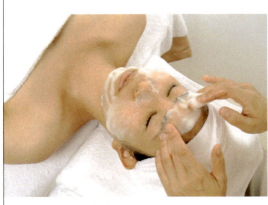

　額を3ラインに分け、中心部から外側に向かって小さい円を描くように洗顔します。

※目の中に泡が入るのを防ぐため、目の周囲の洗顔は避けます。

1ライン：眉毛の上
2ライン：額の中央
3ライン：髪の生え際

9. 泡洗顔拭き取り

　次に泡洗顔の拭き取りを行います。あらかじめスポンジを使って大きな泡を取り除き、その後スチームタオルを使用し、泡を拭き取っていきます。

①スポンジ拭き取り

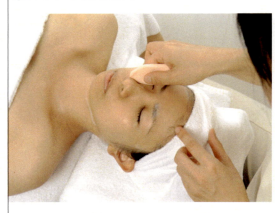

　まず、スポンジを使ってあらかじめ大きな泡を取り除いていきます。大まかな泡を取り除いた後、今度はスチームタオルを使って泡を拭き取っていくため、あらかじめスチームタオルを縦半分にたたんで用意しておきます。

②スチームタオル拭き取り
(タオルの乗せ方1)

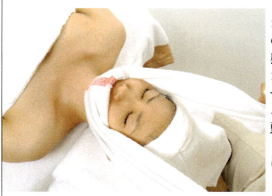

　スチームタオルを顔にのせる前に、タオルの温度を腕の内側で確認します。腕の内側でタオルがぬる過ぎず、やや熱く感じる位が丁度よい温度といえます。タオルの中心部がアゴ先にくるように合わせます。鼻の下からアゴにかけてスチームタオルをのせ、タオルの両端を持ち、頭部に向かって軽く引きます。
　スチームタオルを、クロスさせるように折り、反対側の目に向かってのせます。

(タオルの乗せ方2)

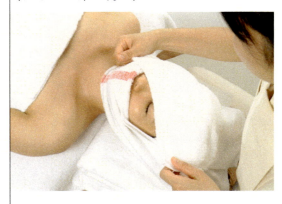

(タオルの乗せ方3)

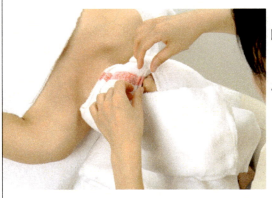

　同じように反対側もクロスさせて目に向かってのせ、タオルで顔全体を覆うようにします。
　このとき息ができるように鼻孔だけはあけておきます。

③圧迫・指圧

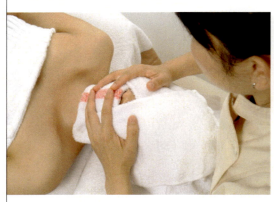

　手掌全体を使って、タオルの上からアゴ、頰、額の順に、軽く圧を加えていきます。
　次に示指で目頭（睛明）、中指で鼻翼の際（迎香）、薬指で口角の際（地倉）を素早く指圧し、細部の泡を取り除いていきます。

④目の上・額

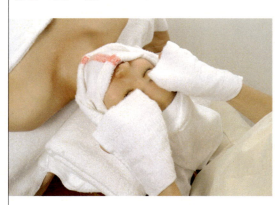

　タオルのはじを手掌にのせ、上まぶたの上、眉、額を3ラインに分け、左右の母指を使って、中心部から外側に向けて丁寧に拭き取っていきます。

※このときタオルの面を変えながら、なるべくきれいな面を使用するように心掛けます。

1ライン：眉毛の上
2ライン：額の中央
3ライン：髪の生え際

⑤目の下

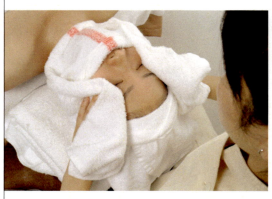

　またタオルの面を変えて、四指を使って目全体を拭き取っていきます。中指が目の中心にくるように指を当て中心部から外側に向かって拭き取ります。

⑥鼻

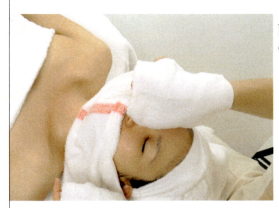

　次に右手の母指を使って左側の鼻の側面を拭き取り、左手の母指を使って右側の鼻の側面を拭き取っていきます。

⑦鼻の下、下唇の下

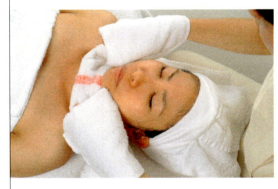

　次に鼻の下、下唇の下を左右の母指を交互に使って拭き取ります。

⑧頬

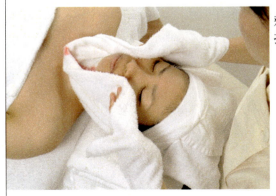

　タオルの面を変えて、四指全体を使い、頬を包むように下から上に向かって軽く拭き取ります。

⑨アゴ下・首

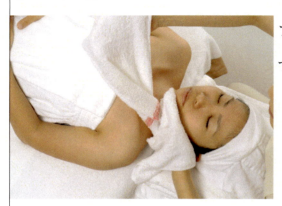

タオルを片手で持ち変え、右手で右のアゴ下、首を丁寧に拭き取ります。
左側も左手を使って同様に拭き取ります。

　ここまでが、美身鍼の施術に入る前に行うクレンジングの過程になります。美容の施術においてクレンジングとは、単なるメイク汚れを落とすためだけの行為ではありません。施術者がお客様のメイクを落としてさしあげることにより、お客様自身が心も身体もリラックスした状態で施術に向かうことができます。また同時に、もてなすという意味での、ひとつのサービスとしての意味合いもあります。

　しかし、環境や様々な条件によっては施術者によるクレンジングが難しい場合もあります。その際には、お客様自身によるセルフクレンジングを行ってもらうなどの対応を考えることも必要になります。

10. セルフクレンジングについて

　先にも述べましたが美身鍼においては施術者によってクレンジングを行うことが望ましいと考えています。その理由としては、このクレンジングという行為が、お客様に対するサービスのひとつになるためます。

　しかし、施術場所の環境や様々な条件によっては、術者によるクレンジングを行えない場合があります。その場合には、お客様自身にクレンジングを行ってもらうことが必要になります。

　ここでは、お客様自身で行うセルフクレンジングで、必要となる環境や器材などについて参考までにご紹介します。

　お客様がセルフクレンジングを行う場合には、まず洗顔を行える洗面所を用意することと、メイクを落とすためのクレンジング剤と洗顔料の2種類を用意します。

　またクレンジング剤と洗顔料を併せてフェイスタオルや、ターバンなども一式用意しておくと

良いと思います。一番大切なことはお客様自身が気持ちよくクレンジングを行えるように準備を整えておくことです。

　しかし、治療院の設備によっては洗面所がない場合があります。その場合には、拭き取りタイプのクレンジング剤やコットンを用意しておきます。コットンにクレンジング剤を含ませ、治療室でお客様自身にメイク汚れを拭き取ってもらうようにします。もしくは、クレンジング剤が含んだ状態で販売されているコットンタイプのものを用意するのも良いかもしれません。できればその際に鏡も用意しておくと良いでしょう。そしてスチームタオルを準備し、メイク汚れをコットンで拭き取った後に渡します。そうすることで肌に残ったクレンジング剤も拭き取ることができます。

第8章

美容鍼灸のフェイシャルトリートメント

　現在行われている美容鍼灸では、鍼灸の技術に加えてフェイシャルトリートメントを取り入れているところはまだまだ少ないように感じます。それは鍼灸師の中で鍼灸の技術だけで効果を上げたいという考え方が定着しているからかもしれません。私の行う「美身鍼」では、なぜフェイシャルトリートメントを積極的に取り入れているのでしょうか？

　美容業界の一般的な施術においては、美容的効果と同様に心地よさやリラクセーション効果、そしてサービス面までもが求められます。しかし、鍼灸治療は医療の一端という立場からこれらの要素についてあまり重要視されていなかったように思います。したがって、今後、鍼灸師が美容を目的とした施術に携わる場合、鍼灸の技術に加え、癒しや心地よさ、接客マナーやサービス面なども併せて提供することが大切だと考えています。

　実際に鍼灸師が考えているほど、お客様は鍼の効果だけを求めていません。総合的に効果があればそれで良いと思っています。そのため、鍼灸師が自らの得意分野に加え、さらにサービス面での充実を図ることができれば美容を専門で行っている他の職業と比較された場合においても、高い評価を得ることができると感じています。なぜなら鍼灸師は国家資格であり他の職業が参入することのできない治療分野という大きな強みがあるからです。「美身鍼」では、治療的アプローチに加えて他の職業に比べても劣ることのないサービスを提供することで、お客さまの健康と美容の双方に対して満足度の高い施術を提案できると考えています。これは美容鍼灸師にしか行うことのできない新しい分野だと考えています。

1. フェイシャルトリートメントの基本手技

　フェイシャルトリートメントの手技は、目的によって様々な手法があります。ここでは、一般的なトリートメントにおける基本的な手技として、軽擦法、指圧法、揉捏法、強擦法、打法、圧迫法についてご紹介します。

第8章　美容鍼灸のフェイシャルトリートメント　　81

(1) 軽擦法

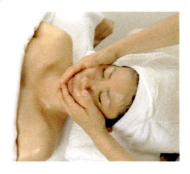

軽擦法は、手掌、指、手全体を使って皮膚表面を軽く擦ったり、撫でたりする手技です。トリートメントにおいて最も基本となる手技と言えます。トリートメントに入る前の準備としてまたトリートメント終了時の鎮静を促す手技として用います。

手はお客様の皮膚にぴったりと密着させます。基本は血管やリンパの走行に沿って身体の末端から身体の中心に向かって行います。皮膚に密着した時の圧と摩ったり撫でたりする時の圧は一定に保ちます。

〈主な効能〉目的に応じていくつかありますが、主に鎮静・活性作用があります。

(2) 指圧法

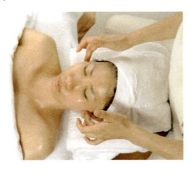

指圧法は、刺激部位の圧を加減調節することで機能を亢進させたり、また抑制させることによって、生体のバランスを整えます。

親指や中指、示指を併せて筋肉や経穴を刺激します。経穴を指圧するには、皮膚の面に対して指腹を垂直に当て真っすぐに押していきます。目的に合わせた圧に達するまでゆっくりと力を加えていきます。しっかりと圧が加わったら、ゆっくりと力を抜いていきます。

〈主な効能〉主に皮膚の緊張を取り除き、たるみなどを改善する美容効果があります

(3) 揉捏法

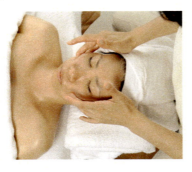

揉捏法は、皮膚または筋肉組織を揉みほぐす手技です。皮膚表面や深部の筋肉組織を揉みほぐし、刺激を与えることにより硬くなった筋肉をほぐします。

刺激部位に圧を加えながら輪状または楕円状の動きを加えながら揉みすすめていきます。目的に合わせて経絡や血管、リンパの走行に沿って、または逆

らって刺激を加えていきます。

〈主な効能〉刺激によって筋肉を活性化させ、新陳代謝を促します。

(4) 強擦法

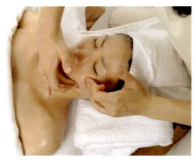

強擦法は、揉捏法と軽擦法の混合手技です。手掌、指先などを使って皮膚の深部に刺激が及ぶように強く擦ります。

手掌や母指、中指の指先を皮膚にあてて圧を加えてからしっかりと刺激を加えます。

〈主な効能〉血流やリンパの流れを改善し、全体の循環を促進します。また老廃物を排泄することで、むくみの改善などにも効果があります。

(5) 打法（タッピング）

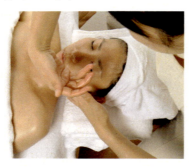

打法は、皮膚表面に対し、両四指全体でリズミカルに軽く叩く手技です。

刺激部位に対して一定の速さで1秒間に2～5回程度叩きます。手のリズミカルな動きと速さが重要になります。

〈主な効能〉血液やリンパの循環を促すと同時に筋肉、神経を活発化させる作用があります。

(6) 圧迫法

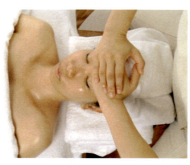

圧迫法は、手掌全体を皮膚表面に当て、やや体重を乗せ圧迫する手技です。

手掌全体での力の乗せ方や圧迫時間、手を離すタイミングなどが重要になります。圧の加え方は指圧法と同様ですが、圧迫法の場合は体重をしっかりとかけて行います。

〈主な効能〉神経系の機能を抑制したり、また血液やリンパの流れを促進したりします。

　以上がトリートメントにおける基本手技になります。

　この基本手技はフェイシャルトリートメントだけではなく、ボディトリートメントにおいても同様に基本となる手技です。今回はボディトリートメントについてはご紹介しませんが、顔面部に行うフェイシャルトリートメントは身体に比べ施術する面積は狭く、鼻や目などの窪み、頬の出っ張りなど凹凸が多くあるため手技を行うにはとても難しい部分であると言えます。
　更に基本手技を連続的に組み合わせて、リズミカルに手際よく心地よい刺激を与えるには相当の修練が必要になります。そしてフェイシャルトリートメントの技術が上達すれば面積が広く、割と平坦であるボディトリートメントを行うことはそう難しくはありません。また丁寧なトリートメントを行えることは普段の鍼灸治療においても、お客様の身体に触れる時や筋肉の状態などを把握する際にも役立ちます。しっかりとした技術が身に付くまで何度も繰り返し練習を行うように心掛けて下さい。基本をしっかりと身につけることがレベルの高い美容鍼灸の習得につながる一番の近道だと考えています。そのためには日々の努力がとても大切になります。

2.　折橋式美容鍼灸で行うフェイシャルトリートメントの手順

　エステティックサロンにおいては、フェイシャルトリートメントへの要望はとても高く、最も実力が問われるのもこの技術だと思います。美容鍼灸が一般的な鍼灸治療よりも価格を高額に設定できる理由は、フェイシャルトリートメントのサービスを併せて提供するところにもあると考えています。そのため美身鍼では、刺鍼技術と同様にフェイシャルトリートメントの技術をとても重要だと考えています。
　この章では、実際に私が行っているフェイシャルトリートメントの手順について説明をしていきたいと思います。しかしその前に、よく顔面部の施術については、先に鍼を打つのか？またはフェイシャルトリートメントから行うのか？を尋ねられることがあります。
　一般的には鍼の施術を行ってからフェイシャルトリートメントを行っている場合が多いようですが、「美身鍼」の施術ではフェイシャルトリートメントを先に行います。その理由としては先にトリートメントを行うことで、鍼を打つ前の前揉撚の役割を果たし、内出血のリスクを軽減することができるからです。また先にトリートメントを行うことでエッセンシャルオイルの香りの作用としてリラクセーション効果をもたらすことができ、これから鍼を打たれるというお客様の精神的な緊張を取り除くといったメリットが期待できます。
「美身鍼」で行うフェイシャルトリートメントと、エステティックサロンなどで行われている通常のフェイシャルトリートメントとの違いは、鍼灸治療で最も重要となる経穴や経絡の流注に重きをおいているところにあります。

フェイシャルトリートメントを行いながら、肌の弾力性、皮膚の薄さ、経穴や経絡の状態など、顔面部に鍼を打つために必要な情報を得る大きな役割も含まれています。また通常のフェイシャルトリートメントの手技に比べ、私の行うフェイシャルトリートメントでは、経穴への刺激に時間をかけるようにしています。また経穴に対する刺激や流れにおいても、経絡の走行を考慮し、鍼灸治療で重要とされる補瀉の手技を取り入れながら行います。ただ手順通りのフェイシャルトリートメントを行うのではなく、経穴刺激の強弱、力の入れ方などを意識することにより、少しでもお客様にあった刺激量を調節します。このように意識をしながら施術を行うことにより、様々な相乗効果が期待できると考えています。

　それではここからは私が実際に行っているフェイシャルトリートメントの手順を流れに沿ってご紹介します。

①オイル塗布（デコルテ・顔面部）

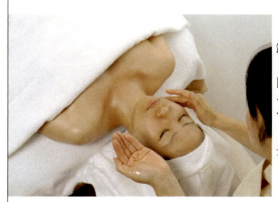

　タオルを胸元で折り返すようにし、デコルテ部分のオイル塗布から始めます。鎖骨の中心から肩まで塗布し、肩を包むようにそのまま肩背部（外側から中心に向かって）、首の付け根まで塗布します。そのまま天柱まで頚椎に沿って塗布します。
　次にアゴ、両頬、額に塗布し、顔面部全体にオイルを馴染ませます。

②顔面部全体の軽擦

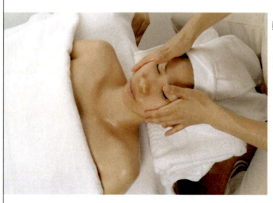

　オイルを顔面部全体に塗布するように軽くアゴから軽擦を行います。
　アゴのライン、頬、目の周囲、額の順に軽擦を2〜3回行います。

③経穴指圧 睛明穴

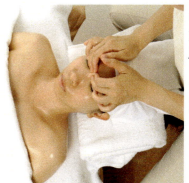

中指を使ってゆっくりと睛明穴に指圧を行います。
1穴に対し、2秒間程圧を加え、経穴指圧を行います。

経穴の位置：内眼角の内上方1分の陥凹部にとる。

④経穴指圧 攅竹穴

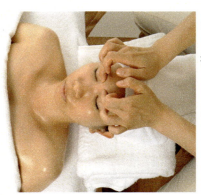

同様に中指を使って攅竹穴に指圧を行います。
1穴に対し、2秒間程圧を加え、経穴指圧を行います。

経穴の位置：眉毛の内端の陥凹部にとる。

⑤経穴指圧 眉衝穴

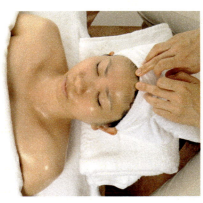

同様に中指を使って眉衝穴に指圧を行います。
1穴に対し、2秒間程圧を加え、経穴指圧を行います。

経穴の位置：神庭と曲差（前髪際の後方5分、前正中線の外方1寸5分）との中点にとる。

⑥経穴指圧　瞳子髎穴

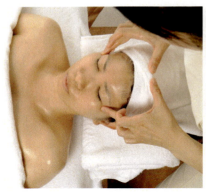

　　同様に中指を使って瞳子髎穴に指圧を行います。
　　1穴に対し、2秒間程圧を加え、経穴指圧を行います。

　　経穴の位置：外眼角の外方5分の陥凹部にとる。

⑦経穴指圧　聴会穴

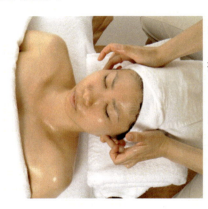

　　同様に中指を使って聴会穴に指圧を行います。
　　1穴に対し、2秒間程圧を加え、経穴指圧を行います。

　　経穴の位置：珠間切痕の直前陥凹部で、口を開くと最も窪むところにとる。

⑧経穴指圧　上関穴

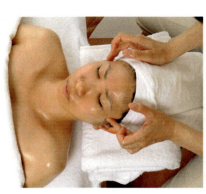

　　同様に中指を使って上関穴に指圧を行います。
　　1穴に対し、2秒間程圧を加え、経穴指圧を行います。

　　経穴の位置：頬骨弓の中央の上際陥凹部にとる。

⑨経穴指圧 四白穴

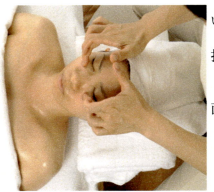

　同様に中指を使って四白穴に指圧を行います。
　1穴に対し、2秒間程圧を加え、経穴指圧を行います。

　経穴の位置：瞳孔線上で承泣（瞳孔の直下）の下にある陥凹部にとる。

⑩経穴指圧 巨髎穴

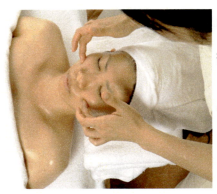

　同様に中指を使って巨髎穴に指圧を行います。
　1穴に対し、2秒間程圧を加え、経穴指圧を行います。

　経穴の位置：瞳孔の直下で、鼻翼下縁の高さにとる。

⑪経穴指圧 迎香穴

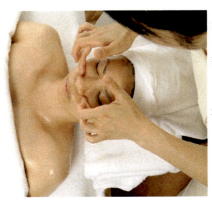

　同様に中指を使って迎香穴に指圧を行います。
　1穴に対し、2秒間程圧を加え、経穴指圧を行います。

　経穴の位置：鼻翼外側縁の中点で鼻唇溝中にとる。

⑫経穴指圧 地倉穴

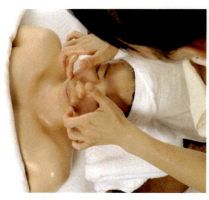

　同様に中指を使って地倉穴に指圧を行います。
　1穴に対し、2秒間程圧を加え、経穴指圧を行います。

　経穴の位置：瞳孔線上で口角の外方にとる。（鼻唇溝上）

⑬経穴指圧 承漿穴

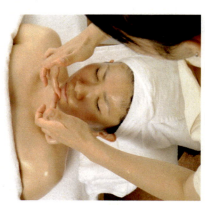

　同様に中指を使って承漿穴に指圧を行います。
　1穴に対し、2秒間程圧を加え、経穴指圧を行います。

　経穴の位置：オトガイ唇溝中央の陥凹部にとる。

⑭経穴指圧 大迎穴

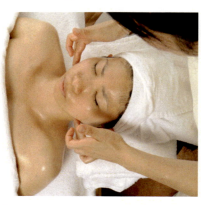

　同様に中指を使って大迎穴に指圧を行います。
　1穴に対し、2秒間程圧を加え、経穴指圧を行います。

　経穴の位置：下顎角の前方の窪みにとる。（下顎体に沿って指を進め、窪むところにとる。）

⑮経穴指圧 頬車穴

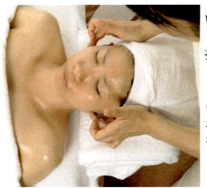

同様に中指を使って頬車穴に指圧を行います。

1穴に対し、2秒間程圧を加え、経穴指圧を行います。

経穴の位置：下顎角後方の窪みにとる。（下顎角と耳垂下端との間で陥凹部にとる。下顎体に沿って下顎角から後方に指を進め窪むところにとる。）

⑯経穴指圧 下関穴

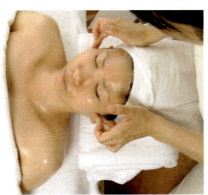

同様に中指を使って下関穴に指圧を行います。

1穴に対し、2秒間程圧を加え、経穴指圧を行います。

経穴の位置：頬骨弓の下縁中点と下顎切痕の間の陥凹部にとる。（口を閉じれば陥凹し、口を開けば陥凹がなくなる部位にとる。）

⑰経穴指圧 頭維穴

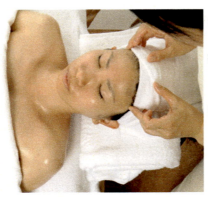

同様に中指を使って頭維穴に指圧を行います。

1穴に対し、2秒間程圧を加え、経穴指圧を行います。

経穴の位置：額角髪際後方5分の陥凹部にとる。（前正中線の外方4寸5分にとる。）

⑱経穴指圧 承漿穴

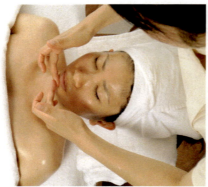

同様に中指を使って承漿穴に指圧を行います。
1穴に対し、2秒間程圧を加え、経穴指圧を行います。

経穴の位置：オトガイ唇溝中央の陥凹部にとる。

⑲経穴指圧 地倉穴

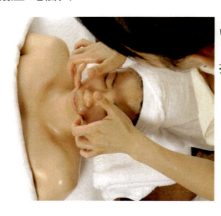

同様に中指を使って地倉穴に指圧を行います。
1穴に対し、2秒間程圧を加え、経穴指圧を行います。

経穴の位置：瞳孔線上で口角の外方にとる。（鼻唇溝上）

⑳経穴指圧 水溝穴

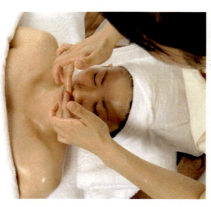

同様に中指を使って水溝穴に指圧を行います。
1穴に対し、2秒間程圧を加え、経穴指圧を行います。

経穴の位置：人中溝の中点にとる。

㉑経穴指圧 迎香穴

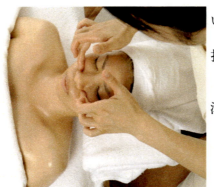

同様に中指を使って迎香穴に指圧を行います。
1穴に対し、2秒間程圧を加え、経穴指圧を行います。

経穴の位置：鼻翼外側縁の中点で鼻唇溝中にとる。

㉒口角の引き上げ

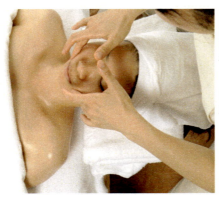

口角の引き上げを行います。
中指・薬指を使って鼻唇溝（法零線）に沿い、引き上げる動きを数回繰り返して行います。
このとき、引き上げ動作時には力を入れますが、下ろす動きには力を入れず、軽く行います。

㉓アゴ下のリンパ流し

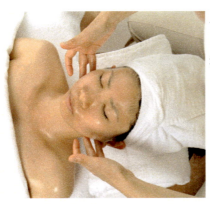

中指、薬指、小指を使って中心部から下顎体下縁に沿って、リンパを流す様にらせんを描きながら耳垂の付け根まで刺激を行います。

㉔頰の揉捏

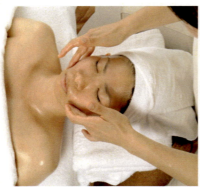

　中指、薬指を使って頰の筋肉をほぐしていきます。
　下顎体の上際の筋肉を中心部から外側に向かい、しっかりとした圧を加えてらせん状に指を動かし、ほぐしていきます。このとき咬む際に使う筋肉、咬筋を意識してほぐしていきます。

㉕頰骨下縁のリンパ流し

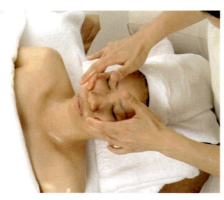

　次も㉔と同様に中指、薬指を使って頰骨下縁に沿って鼻翼の脇から顎関節（下関穴）までらせん状にほぐしていきます。これを数回繰り返します。

㉖目の下のリンパ流し

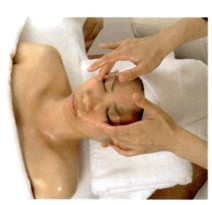

　次も㉕と同様にらせん状に指を動かし、目の下を中心部から外側に向かって今度は、軽い刺激で行います。
　特に目の下のリンパを意識して行います。

第8章　美容鍼灸のフェイシャルトリートメント　93

㉗こめかみへの揉捏

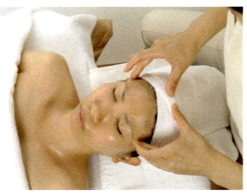

　㉖の目の下のリンパ流しが終わったら、次にこめかみ周囲を上から下へ円を描くように刺激を行います。
　このとき、こめかみをしっかりとほぐすように圧をかけて繰り返し刺激を行い、最後に太陽穴を指圧します。

㉘目じりの引き上げ

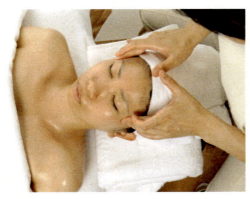

　中指と薬指を使って目尻の周囲を下から上へ半円を描きながら、目尻を引き上げるように刺激を行います。
　最後に軽く太陽穴を指圧します。

㉙耳の前の経穴指圧　耳門穴

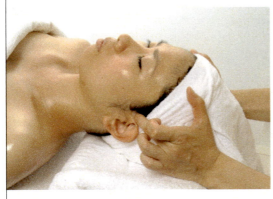

　耳の前にある3点の経穴を上から順に刺激します。
　まず、中指を使って耳門穴から刺激を行います。
　1穴に対し、2秒間程圧を加え、経穴指圧を行います。

　経穴の位置：耳珠の前上方で頬骨弓の後端にとる。

㉚耳の前の経穴指圧 聴宮穴

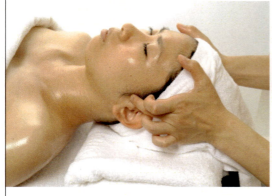

中指を使って聴宮穴を刺激します。
1穴に対し、2秒間程圧を加え、経穴指圧を行います。

経穴の位置：耳珠と下顎骨との間にある陥凹部で、下顎角関節突起の後縁にとる。

㉛耳の前の経穴指圧 聴会穴

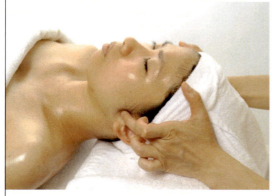

中指を使って聴会穴を刺激します。
1穴に対し、2秒間程圧を加え、経穴指圧を行います。

経穴の位置：珠間切痕の直前陥凹部で、口を開くと最も窪むところに取る。

㉜耳下腺へのリンパ流し

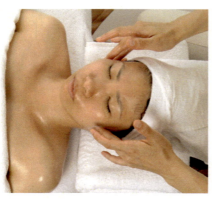

3点の指圧が終了したら次は、中指、薬指を使って耳の前を上から下に向かい、リンパを流すように3回ほど刺激を行います。

第8章　美容鍼灸のフェイシャルトリートメント　　95

㉝頸部のリンパ流し

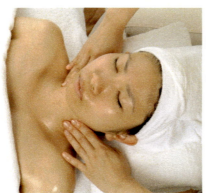

　耳の前のリンパを流し終えたら、次はそれらのリンパ液を前頸部から鎖骨下縁、腋へと流すように刺激します。
　その後、肩を包み、肩背部を通って後頸部まで手を滑らせ、頸椎に沿って上行し、最後に天柱で指圧をします。

㉞顔面部全体のリンパ流し

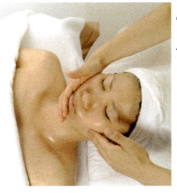

　両手掌全体を使ってアゴのライン、頬のラインを中心部から外側に向かってしっかりとリンパを流すように刺激します。

㉟額の引き上げ

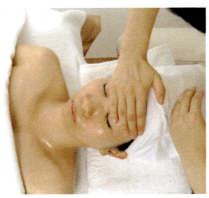

　両指先を中心に向け、手掌全体を使って左右交互に額の引き上げを行います。

㊱眉間の引き上げ

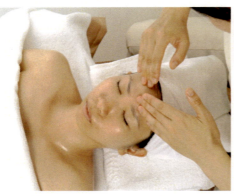

　眉間の引き上げを行います。
　左の眉頭に右指先、右の眉頭には左指先を交互に当て、クロスさせるように手前に引きながら眉間を引き上げていきます。

㊲額のシワ伸ばし

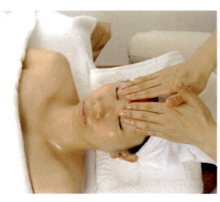

　両手の指先を下に向け、四指全体を揃えて額に当てます。
　左右の四指を同時に上に引きながら、楕円を描くように中心部から外側に向かって額の横ジワを伸ばすように引き上げていきます。

㊳経穴揉捏・指圧　太陽穴

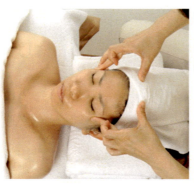

　中指で太陽穴を揉捏した後、軽く指圧を行います。

　経穴の位置：眉毛の外端と外眼角との中央から後方1寸の陥凹部にとる。

㊴眼瞼部の経穴指圧 四白穴

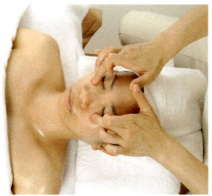

次に眼瞼部周囲の5点の経穴指圧を行います。
まず、中指を使って四白穴を指圧していきます。
1穴に対し、2秒間程圧を加え、経穴指圧を行います。

㊵眼瞼部の経穴指圧 睛明穴

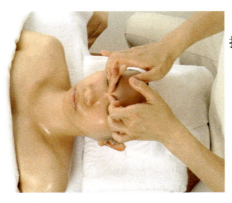

睛明穴の指圧を行います。
1穴に対し、2秒間程圧を加え、経穴指圧を行います。

㊶眼瞼部の経穴指圧 攢竹穴

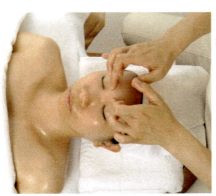

攢竹穴の指圧を行います。
1穴に対し、2秒間程圧を加え、経穴指圧を行います。

㊷眼瞼部の経穴指圧 陽白穴

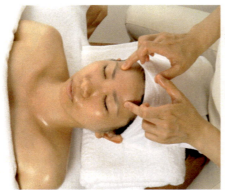

陽白穴の指圧を行います。
1穴に対し、2秒間程圧を加え、経穴指圧を行います。

経穴の位置：眉毛中央の上方1寸の陥凹部にとる。

㊸眼瞼部の経穴指圧 瞳子髎穴

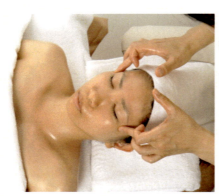

瞳子髎穴の指圧を行います。
1穴に対し、2秒間程圧を加え、経穴指圧を行います。
それぞれ㊴〜㊸までの流れを順番に2回ほど繰り返して行います。

㊹眼窩上部のリンパ流し

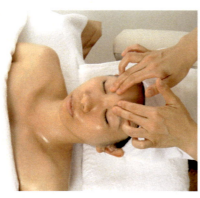

眼瞼部周囲の指圧が終了したら、次は眼窩上部のリンパを流していきます。
両手の示指、中指を使って眼窩の上際を中心部から外側へ向かい刺激していきます。

㊺眼窩下部のリンパ流し

中指、薬指を使って眼窩下部を中心部から外側へ向けて刺激していきます。

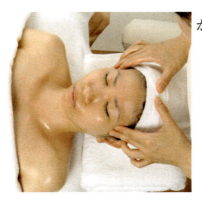

㊻眼瞼部周囲の軽擦

眼瞼部周囲のリンパ液を流したら、次は四指を使って眼瞼部全体の軽擦を行います。

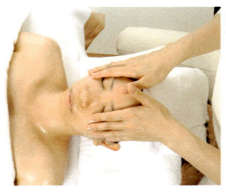

㊼鼻の際の引き上げ

鼻の際に沿って鼻翼から目頭まで下から上へしっかりと引き上げを行います。

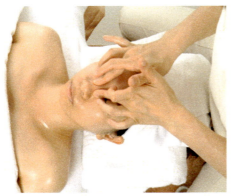

㊽鼻スジの引き上げ

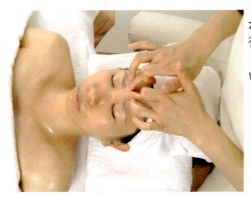

　鼻スジに沿って鼻の頭から印堂穴に向かって下から上へしっかりと引き上げを行います。
　㊼、㊽を交互に５回ほど繰り返して行います。

㊾鼻の際の経穴指圧　睛明穴

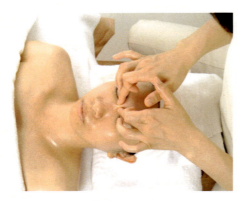

　鼻の際に沿って指圧を行います。
先ずは、中指を使って睛明穴を指圧していきます。
　１穴に対し、２秒間ほど圧を加え、経穴指圧を行います。

㊿鼻の際の経穴指圧　睛明穴～迎香穴の間

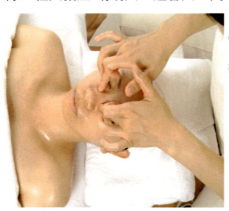

　中指を使って睛明穴と迎香穴の間を指圧していきます。
　１穴に対し、２秒間程圧を加え、経穴指圧を行います。

(51)鼻の際の経穴指圧 迎香穴

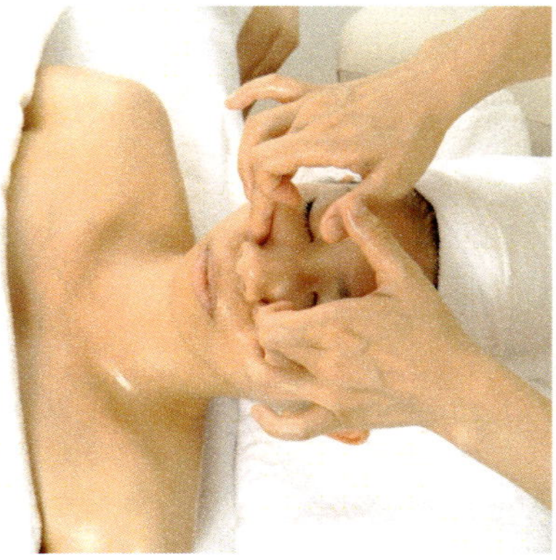

　中指を使って迎香穴を指圧していきます。
　1穴に対し、2秒間程圧を加え、経穴指圧を行います。

(52)口周囲の経穴指圧 地倉穴

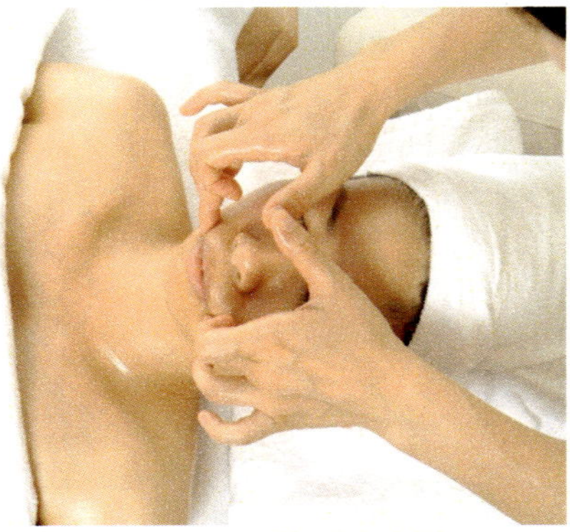

　中指を使って地倉穴を指圧していきます。
　1穴に対し、2秒間程圧を加え、経穴指圧を行います。

(53)鼻唇溝(法令線)の引き上げ

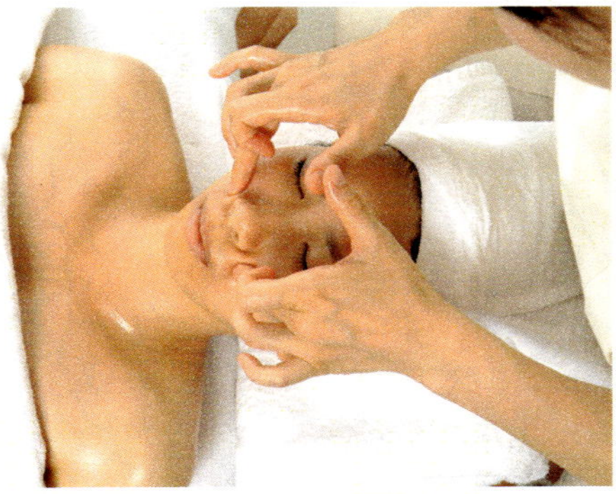

　中指、薬指を使って鼻唇溝に沿い、口角の外側（地倉穴）から鼻翼の外側（迎香穴）の間を下から上に向かって引き上げるように刺激を行います。
　このときの指の動かし方は、左右同時に半円を描くようにし、引き上げるときに力を加え、戻すときは力を抜くようにします。

㊴口周囲の経穴指圧 承漿穴

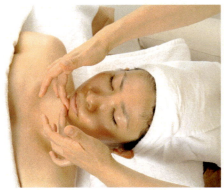

中指を使って承漿穴を指圧していきます。
1穴に対し、2秒間程圧を加え、経穴指圧を行います。

㊵口輪筋下部の引き上げ

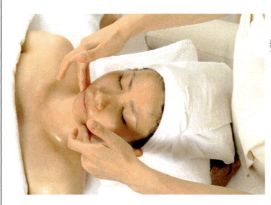

口輪筋の下部を刺激していきます。
中指、薬指を使って口輪筋に沿い、承漿穴から地倉穴に向かい口角を引き上げるように刺激を行います。

㊶オトガイ筋ほぐし

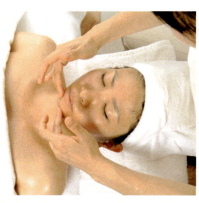

両手の中指で半円を描くように左右交互に動かし、オトガイ筋をほぐしていきます。

(57)左頬・右頬の揉捏

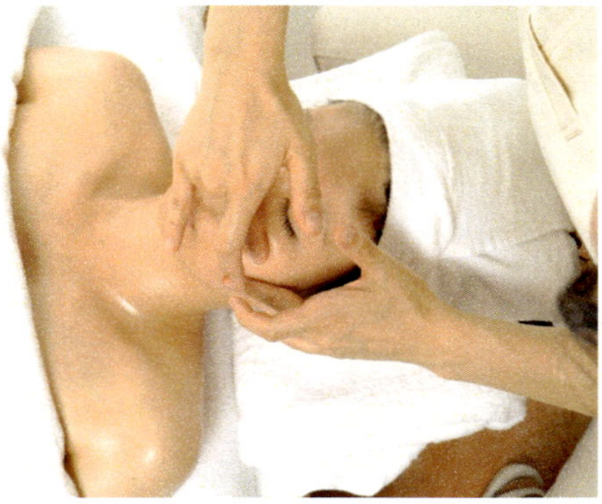

両手の中指と薬指を使って左右交互に半円を描くように動かし、頬の筋肉をほぐしていきます。（咬筋、大・小頬骨筋をほぐします）

アゴ先から左頬、左の目の下、左のこめかみの順に行います。

こめかみまできたら次は、右側も同様に行います。

(58)額の引き上げ

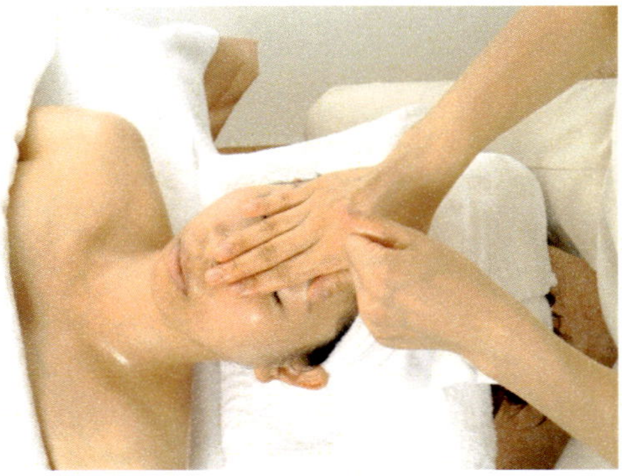

両手の手掌を交互に額に当て手前に引くようにしながら額を引き上げていきます。

右側の額、中央、左側の額へと順に行います。

(59)タッピング（打法）

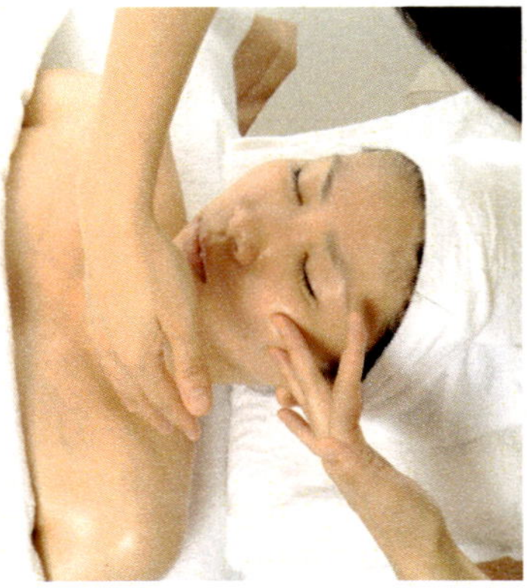

左右の四指を交互に素早く当て、リズミカルに頬のタッピングを行います。左頬から始め、アゴ先、右頬、額へと順番に行います。

初めはゆっくりと手を動かし、続いて速く、より刺激を加えながらタッピングを行います。

額まで来たら手の動きをゆっくりとし、鎮静を促します。

⑥⓪頬全体の軽擦

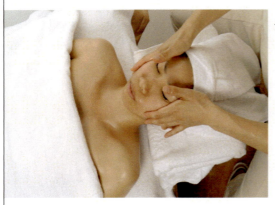

　左右の手掌を頬全体にしっかりと密着させ軽擦を行います。
　軽擦は3回ほど行います。

⑥①額の圧迫

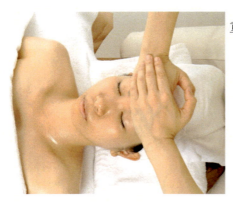

　額に左右の手掌を重ね、ゆっくりと体重を乗せ、圧迫を行います。

⑥②こめかみ、下顎、前頸部までのリンパ流し

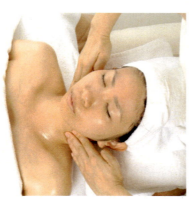

　四指を使って左右同時にこめかみから側頬部、下顎、前頸部へとリンパ液を流すように刺激します。

㊆鎖骨、腋へのリンパ流し

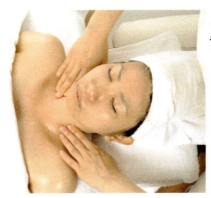

　鎖骨下縁から腋へとリンパ液を流すように刺激し、そのまま肩を包むように肩背部から首まで手を滑らせます。

㊇頚部の経穴指圧 天柱穴

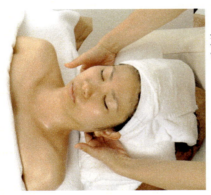

　頚椎の際を下部から上部に向かい刺激し、最後に天柱で指圧を行い終了します。天柱穴では2秒間程圧を加え、指圧を行います。

　経穴の位置：第2頚椎棘突起上縁と同じ高さで僧帽筋外側の陥凹部にとる。

　以上が、美身鍼で行っているフェイシャルトリートメントの手順になります。

　フェイシャルトリートメントの技術力は、美身鍼の施術全体のイメージを左右すると言っても過言ではありません。施術の中でも行っている時間が長く、丁寧にリズミカルに行うには何度も練習が必要になります。習得のコツとしては、まず刺激方法と刺激部位、そして手順を一通り頭の中で整理し、手順をスムーズに最初から最後まで行えるようにします。次に細かい刺激部位、刺激の強さなどを順にチェックしていきます。そしてモデルになってもらった相手に感想をもらい、それらをフィードバックしながら細かい調整を行うと良いでしょう。

第9章
美容鍼灸「美身鍼」

1. 痛みの少ない心地よい刺鍼技術を目指す

　折橋式美容鍼灸「美身鍼」では、出来る限り少ない刺激で高い効果を得ることを目指しています。刺激量について考えると、まず細い鍼よりも太い鍼の方が基本的に刺激は強くなります。強い刺激は身体に作用する力も強くなりますが、強すぎる刺激はかえって身体に負担をかける場合もあります。美容鍼灸の施術においては、通常の鍼灸治療よりも使用する鍼の本数が多く、特に顔面部に集中して刺鍼を行う傾向があります。お客様にとって適切な刺激量や、内出血などのリスク管理を考えるとなるべく少ない刺激量で効果が得られる施術を行えるような技術を身につけることが大切だと考えています。実際に、少ない刺激で効果の高い施術を行うには、丁寧でレベルの高い刺鍼技術と正しい理論に基づいた治療の組み立て、そして正確な取穴を行う技術などを身につけることが必須になります。

2. 美身鍼で用いる鍼

　ここでは、折橋式美容鍼灸「美身鍼」で顔面部と身体に対して使用する鍼について参考までに紹介します。鍼の番手についてはなるべく細いものから使用し、お客様の体質に合わせて必要であれば少しずつ番手をあげるようにしています。

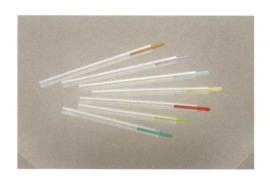

(1) 顔面部の鍼
　顔面部への刺鍼には、通常1寸02番を使用します。

また皮膚の薄い部位である攢竹などへの刺鍼では5分02番を使用することもあります。

お客様によっては、太い番手の鍼で対応する場合もありますが、その際には、リスクについて十分に説明を行った上で、施術を行います。

(2) 身体の鍼

身体への刺鍼には、通常1寸もしくは1寸3分、1番の鍼を使用します。しかし、お客様の体質や身体の状態によって適宜、番手を変えて使用しています。鍼が全くはじめてのお客様の場合には、最初は細い鍼を使用し、感受性を見極めながら鍼の太さ、長さを選択することも大切です。また鍼の長さに関しては、腰部や殿部など、ある程度の深さが必要な部位では、1寸6分、3番以上の番手のものを使用することもあります。

3. 顔面部の刺鍼法

次に美容鍼灸の施術において重要となる顔面部の基本的な刺鍼法について解説します。

(1) 前揉撚

前揉撚は内出血や様々なトラブルの回避と刺鍼時の刺激を緩和するために必ず行います。顔面部は面積が狭くとても敏感なところです。刺入部位に術者は軽く指腹を当て、丁寧に優しく前揉撚を行います。通常の部位とは異なり、大きく皮膚を動かすような前揉撚は行いません。皮膚に軽く圧を加える程度の力で前揉撚を行います。また凹凸がある部位によっては圧迫のみで対応することもあります。

(2) 消毒

顔面部の消毒には、通常の鍼灸治療で使用するようなアルコール系の消毒液は用いません。顔面部は敏感な部位であるため抜鍼後の消毒液がしみたり、刺激臭を強く感じてしまうことがあるためです。通常の鍼灸治療の際に用いるエタノール消毒液に代るものとして、オスバン（商品名）と呼ばれる塩化ベンザルコニウム液を希釈して使用しています。

（使用法については、本品の使用上の注意に従って下さい）

(3) 押手の作り方

顔面部では、刺鍼部位の面積が狭い上に平面ではないため、小指球と母指球を当てて固定圧を作ることができない場合が多くあります。そのため中指、薬指、小指の指尖のみで安定した周囲圧を作る必要があります。また刺鍼の順序によっても押手の位置は異なります。

押手圧については強すぎると不快感を与え、鍼管の尖りに違和感を感じさせることがあります。また逆に圧が弱過ぎると切皮痛を伴う場合もあるため、どの刺鍼部位においてもほどよい圧を加

え、安定した押手を作る技術が必要となります。

(4) 刺手の作り方

　刺手は刺鍼技術においてとても大切な動作で、顔面部への刺鍼では繊細な感覚が求められます。指や手首のスナップを上手く効かせた刺激の少ない切皮を行える技術が必要になります。

(5) 弾入法

　弾入は、鍼管を叩かず、2〜3回に分けて行うことが望しいと言えます。数回に分けて弾入することにより、皮下への刺激が少なく、毛細血管への損傷や痛みの軽減にもつながります。

(6) 置鍼法

　置鍼時間は、基本的に10〜20分を目安とし、お客様の体質や全体の治療時間のバランスに合わせて調節します。置鍼時にお客様の傍を離れる場合には、必ず現在の状況（鍼の入っている部位など）を伝え、どのくらいの時間置鍼するのかを伝えてから離れるようにします。

　また鍼を深く刺入していない場合には、置鍼中に鍼が自然に抜けてしまう場合があります。万が一鍼が抜けてしまっている場合には、お客さまに鍼が見つかるまで体を動かさないようにお伝えします。抜けていた鍼が背中や首元に落ちていないか確認し、必ず拾い忘れが無いように細心の注意を払います。

(7) 抜鍼法

　抜鍼は、軽く刺手で鍼柄をつまみ、綿花を当てた押手で皮膚を圧迫するようにして行います。どちらかというと意識は、押手で皮膚を押し下げ、鍼を引き上げる感じで行うと、内出血のリスクを軽減することができます。

(8) 圧迫法（後揉捏）

　抜鍼した後、刺鍼部位を指腹で軽く圧迫し、内出血が起こっていないかを確認しながら後揉捏を行います。もし、内出血が起こっている場合には、そのまま綿花を当て圧迫を30秒〜1分程度行い、出血が止まったことを確認できるまで圧迫を続けます。

4.　美容鍼灸のリスクとは？

　これまでは刺鍼法の基礎についてご紹介してきました。何事においても基礎力をあげることは、全体的な力量を上げることとともに様々なリスクやトラブルを軽減させることにもつながります。基本的に鍼灸の施術においては副作用がほとんどないものと言われていますが内出血、肌トラブル、ドーゼオーバーによるだるさ、極度な眠気などが発生する可能性はあります。また美容鍼灸

第9章 美容鍼灸「美身鍼」 109

は通常の鍼灸治療とは異なり、お客様の第一の目的は美容になります。そのため、顔面部の内出血などのトラブルは大きな問題になりかねません。さらに通常の施術料金よりも高い金額設定のため、小さなミスが大きなトラブルに発展する可能性もあります。これらのリスクを回避するためにも、日頃から基礎力を向上させたり、美容鍼灸の施術におけるリスクをしっかりと把握し、リスクに対応できる知識や技術、そしてお客様とのインフォームドコンセントを十分に行うことが大切になってきます。

5. 美容鍼灸のリスク管理

　ここでは美容鍼灸におけるリスクとその対応について下記の表にまとめてみました。内出血や傷、シミ、だるさ、眠気、遺感覚など項目に沿ってひとつずつみていきたいと思います。

トラブル	原因	予防法	処置法	その他
①内出血	皮膚毛細血管の刺傷⇒外出血 内部組織（筋肉・皮膚）での毛細血管の刺傷⇒内出血 粗雑な刺鍼 患者の体動	十分な前揉撚を行う。 出血しやすい部位には細心の注意を払う。（目の周囲など皮膚の薄い部分）	綿花で1分ほど圧迫止血する。 周囲に散鍼を行う。 温めたり、冷やしたりする。 ※これらの処理法は、内出血の消失を促進させる効果がある。	本人も違和感を感じるため必ず説明をしておく。 内出血では後揉撚は行わない。 紫斑は3日～1週間程度で消失する。
② 傷、シミなど	組織損傷に伴う炎症反応 アレルギー反応 太い鍼での刺鍼 鍼の深刺し 粗雑な刺鍼	細い鍼を使用する。 丁寧な刺鍼を行う。 ほくろ、ニキビ、傷痕への刺鍼は回避する。 十分な後揉撚を行う。	患者とのインフォームドコンセントを重要視する。 状態が改善するまで経過観察を行う。 炎症反応の場合は経過と伴に消失することが多い。	必要に応じて医療機関などを紹介し受診を勧める。
③だるさ、眠気、遺感覚（ドーゼオーバー）	過剰刺激 （鍼数の多さ、深さ、太さ） 大きな振幅の雀啄・強い回旋、過度の刺激、患者の体動	最適な刺激量を修得する。 （鍼の本数、深さ、太さを考慮） 刺入技術を向上させる。	施術後の過ごし方の説明を行う。（飲酒や激しい運動は避けるなど） 十分なインフォームドコンセントを行う。	鍼の施術の未経験者に対しては通常よりも少ない刺激量から始める。

　上記のようなトラブルを引き起こさないことが最も大切ですが、鍼灸の施術において絶対はあ

りません。そのためこれらのようなトラブルが万が一にも起こってしまった場合についてもどのように対処すればよいか、しっかりとした対処法を身につけておくことが大切です。

① 内出血に対するリスク管理

　事前のリスク管理として、施術前のカウンセリングの際に必ず内出血のリスクについて説明をしておきます。内出血の状態や内出血が起こった場合の対処法などをお客様に納得して頂けるまで説明を行うようにします。そのうえでお客様に同意を頂き、施術におけるリスクについての同意書に署名をいただくようにします。

　施術においては、様々なトラブルを回避するためにも、丁寧な前揉撚、優しい切皮や刺鍼、そして抜鍼を行う必要があります。また鍼は細い番手のものから使用していきます。私の経験上、鍼の太さによって内出血のリスクが高くなるとは言えませんが、万が一内出血を起こした際の出血量においては、太い鍼を使用した場合の方が多くなると考えています。

　そのためまずは、細い鍼の使用からはじめ、必要以上に太い鍼を用いないこともリスク管理の一つだと言えます。

　もし抜鍼時に出血を確認した場合は、その部位をしっかりと圧迫止血しながら、出血は皮膚の外へ出ているのか、または皮下にも出血が残っているのかを見極めます。皮膚表面の出血の場合は、綿花で血液をきれいに拭き取り、出血部位を1分間ほど圧迫します。

　また少量の出血の場合は、皮膚の表面まで出血が現れず、皮下のみで出血がとどまっている場合があります。この場合も1分間ほど圧迫止血を行います。また、翌日青あざになることがあるため、その可能性や予後について必ず説明を行います。どんなに細心の注意を払っていても、100%内出血を起こさないということは難しいと思われます。そのためできる限り内出血を起こさない刺鍼技術と、万が一内出血を起こしてしまった場合の対応についてしっかりと身に付けておく必要があります。

　また糖尿病や、抗血液凝固剤を服用している方は出血しやすい傾向にあると考えられます。そのような疾患を持つ方を施術する場合には、特に注意が必要です。抜鍼後に出血が起こっていないかを念入りに確認するようにしましょう。重症度によっては施術をお断りすることも一つのリスク管理と言えます。

② 肌トラブルに対するリスク管理

　刺鍼が粗雑であったり、刺激量が適切でなかった場合に刺鍼部位に傷のような痕が現れることがあります。傷に対しては、鍼灸院では対応が難しいため特に注意が必要です。そのような場合には慌てずにお客様の肌が今どのような状態なのかをしっかりと把握した上で、適切なアドバイスや対応を行うことが必要となってきます。特に敏感肌やアトピー体質の方（ピルなどを服用している場合も肌が敏感になっていることが多い）に対しては、細心の注意が必要です。

③ ドーゼオーバーに対するリスク管理

　美容鍼灸を受けに来られるお客様の場合には、鍼の効果を上げることも大切ですが、まずはしっかりとしたリスク管理の上で、心地よいリラクセーション効果を考えた施術の提供も大切です。そしてお客様に継続して施術を受けていただく中でどのくらいの刺激量が適切であるかを把握することが必要になります。美身鍼では、鍼だけではなくトリートメントを併用するため、全体的な刺激量を考慮しなければなりません。内出血のリスク管理や肌トラブルのリスク管理でもお伝えしましたが、鍼の太さが太くなるほど刺激量は大きくなり、また鍼数の多さや鍼の刺入深度が深くなっても同様に刺激量は大きくなります。当然変化を与える力は大きくなりますが、適切な施術を行うことができれば、強い刺激を与えなくとも十分な効果を期待することができます。少ない刺激から徐々に適切な刺激量を目指していくことはドーゼオーバーに対してのリスク管理にもつながると言えます。

6. 刺鍼技術のチェック項目

　最後に、基本刺鍼法を正しく行えているかをチェックするために必要な項目を下表に示します。下記の項目と普段の施術の流れを照らし合わせながら、ご自分の技術チェックを行ってみて下さい。

基本刺鍼法のための必要なチェック項目

刺鍼技術チェック一覧	チェック欄
患者はリラックスできているか	
消毒は忘れていないか	
選穴に対して正確な取穴はできているか	
どんな部位でもしっかりとした押手をつくることができるか	
鍼管は皮膚から浮いていないか	
弾入は数回に分けて行えているか	
なるべく痛みの少ない丁寧な切皮が行えているか	
刺鍼は目的を持って行えているか	
適切な後揉撚は行えているか	
内出血や遺感覚を残した場合に適切な処置を行っているか	

7. 美容鍼灸で行う全身調整

　ここまでは美容鍼灸の施術を行うために必要な基礎知識についてご紹介してきました。ここからはいよいよ美身鍼の施術について説明をしていきます。美容を目的とした施術であっても、鍼灸の施術であるからには、お客様の身体の状態を把握し、全身的な治療が必要だと考えています。

そのため、顔面部の施術を行う前には必ず全身の治療を行います。普段の生活の中で美容の妨げになっている不調の原因を見つけ、お身体のアンバランスを整えた上で、お肌のトラブルに対して施術を行うことでより効果を高めることができます。

　主な肌トラブルに対する症状別の施術方法についてはこの後の10章で解説します。ここでは基本となる全身調整を目的とした経穴を挙げて、普段臨床の現場で私が使用している取穴方法や刺鍼方法について解説します。

⑴ 背部の経穴
　背部の全身調整穴として主に肺兪、心兪、膈兪、肝兪、脾兪、腎兪などの兪穴を使用します。

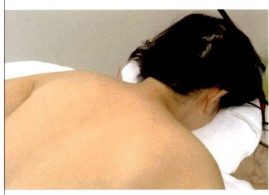

①肺兪

＜取穴法＞
第3胸椎棘突起下縁の高さで正中線の外方1寸5分にとる。

＜主な効能＞
呼吸器系、皮膚疾患の改善など

＜備考＞
鍼の角度は内下方

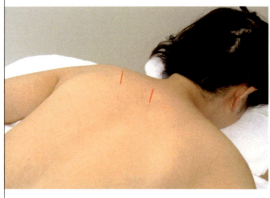

②心兪

＜経穴の位置＞
第5胸椎棘突起下縁の高さで正中線の外方1寸5分にとる。

＜主な効能＞
循環器系、顔色の血色改善など

＜備考＞
鍼の角度は内下方

③膈兪

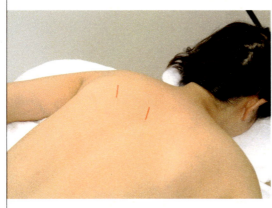

<経穴の位置>
第7胸椎棘突起下縁の高さで正中線の外方1寸5分にとる。

<主な効能>
呼吸器系、瘀血、顔面の血色改善など

<備考>
鍼の角度は内下方

④肝兪

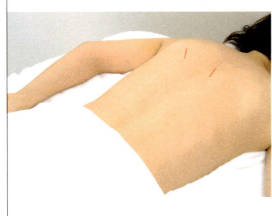

<経穴の位置>
第9胸椎棘突起下縁の高さで正中線の外方1寸5分にとる。

<主な効能>
消化器系、目の症状改善など

<備考>
鍼の角度は内下方

⑤脾兪

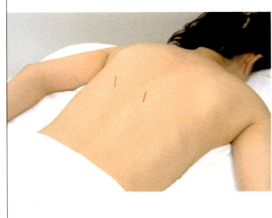

<経穴の位置>
第11胸椎棘突起下縁の高さで正中線の外方1寸5分にとる。

<主な効能>
消化器系、むくみの改善など

<備考>
鍼の角度は内下方

⑥腎兪

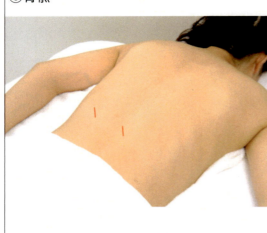

＜経穴の位置＞
第2腰椎棘突起下縁の高さで正中線の外方1寸5分にとる。

＜主な効能＞
白髪、脱毛　生殖器系、泌尿器系の改善など

＜備考＞
鍼の角度は直刺または内下方

(2) 四肢の経穴

　四肢の経穴では、主に太衝、太谿、三陰交、足三里、血海、合谷を使用します。

①太衝

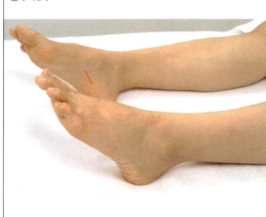

＜経穴の位置＞
第1、第2中足骨間を指頭で撫で上げ、指が止まるところにとる。

＜主な効能＞
気の調整、婦人科系の改善

＜備考＞
直刺もしくは経絡の流れに沿って斜刺

第9章　美容鍼灸「美身鍼」　115

②太谿

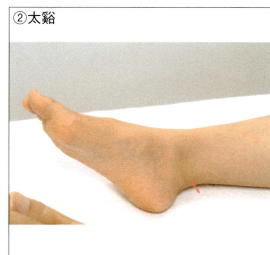

<経穴の位置>
内果尖とアキレス腱の間の陥凹部にとる。

<主な効能>
生殖器系、泌尿器系の改善

<備考>
直刺もしくは経絡の流れに沿って斜刺

③三陰交

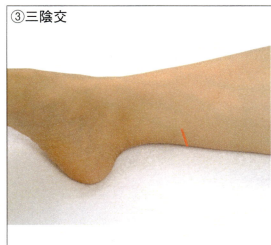

<経穴の位置>
脛骨内縁の後際で、内果尖の上方3寸にとる。

<主な効能>
婦人科系、消化器系、泌尿器系の改善

<備考>
直刺もしくは経絡の流れに沿って斜刺

④足三里

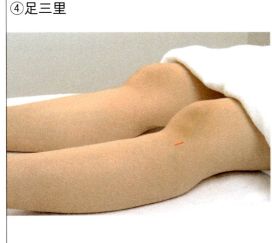

<経穴の位置>
犢鼻穴の下3寸にとる。（腓骨頭の直下と脛骨粗面下端との中間）

<主な効能>
気血の調節、消化器系の改善

<備考>
直刺もしくは経絡の流れに沿って斜刺

⑤血海

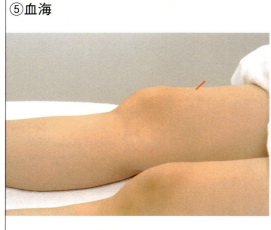

<経穴の位置>
膝蓋骨底内端の上方2寸にとる。

<主な効能>
婦人科系の改善　蕁麻疹などの皮膚疾患の改善

<備考>
直刺もしくは経絡の流れに沿って斜刺

⑥合谷

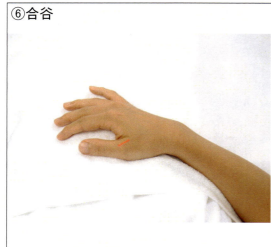

<経穴の位置>
第2中手骨の橈側にあり、三間穴と第2中手骨底との間の反応点にとる。

<主な効能>
頭顔面部のトラブル、消化器系、婦人科系の改善

<備考>
直刺もしくは経絡の流れに沿って斜刺

(3) 腹部の経穴

　腹部の経穴では主に関元、気海、天枢、中脘を使用します。

①関元

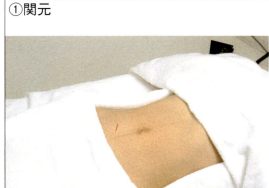

＜経穴の位置＞
臍中央の下方3寸にとる。

＜主な効能＞
泌尿器系、生殖器系の改善

＜備考＞
直刺もしくは上方から下方（恥骨）に向かって斜刺

②気海

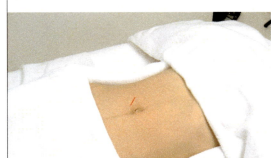

＜経穴の位置＞
臍中央の下方1寸5分にとる。

＜主な効能＞
消化器系、生殖器系の改善

＜備考＞
直刺もしくは上方から下方（恥骨）に向かって斜刺

③天枢

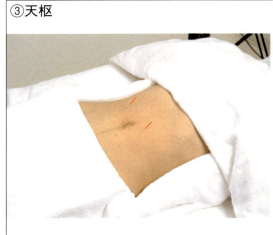

＜経穴の位置＞
臍中央の外方2寸にとる

＜主な効能＞
消化器系、婦人科系の改善

＜備考＞
直刺もしくは経絡の流れに沿って斜刺

④中脘

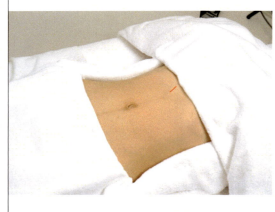

＜経穴の位置＞
臍中央の上方4寸にとる。

＜主な効能＞
消化器系の改善

＜備考＞
直刺もしくは経絡の流れに沿って斜刺

以上が、「美身鍼」の施術で全身調整に使用する基本穴です。

　ここで紹介した基本穴はお客様にこれといった主訴が見当たらない場合や治療院やサロンの営業方針により、施術時間があまり長く取れない場合などに使用するものです。実際の施術においては、お客様のお身体の状態に合わせて証を立てたり経穴を選択するため、これらの経穴をすべて使用するわけではありません。必要に応じて使用する経穴を増やしたり減らしたりし、またこの他の経穴を使用することもあります。
　またお客様の身体の状態によっては美容目的の施術を行うよりも、まず治療目的の施術が必要になる場合もあります。その場合は、お客様とよく話し合い、まずは鍼灸治療を勧めるようにします。鍼灸治療を中心に施術を行うことでその後の美容鍼灸の施術においても効果が高くなることもあります。このような判断は、美容鍼灸師として経験を積む必要があります。全身調整を行

う上では、お客様の精神的、肉体的状態を全体的に考えてバランスよく施術を行うことが大切です。今回はひとつの例として普段行っている全身調整を紹介しましたが、特にこうでなければならないという決まりはありません。そのため皆さんが行っている鍼灸治療をベースにしても構いません。全身調整とは、崩れた身体のバランスを整えるための全身治療になります。そのためお客様の体質をしっかりと見極め、鍼の本数や太さなど刺激量を考慮した上で全身調整の治療を取り入れるように心掛けて下さい。

8. 美身鍼で用いる顔面部の経穴

　折橋式美容鍼灸「美身鍼」の施術においては、お客様の健康状態が良好であってこそ、その方が兼ね備える本来の美しさが表れてくると考えています。そのために顔面部の施術を行う前に、鍼灸治療と同様に、お客様の身体の状態に合わせた全身調整の施術を行うことをお伝えしてきました。次に顔面部の刺鍼について説明をしていきます。

　まず、顔面部の刺鍼で主に使用する経穴を挙げ、その取穴方法と刺鍼方法を紹介します。
　美身鍼で使用する主な経穴には以下の経穴が挙げられます。

① 百会：全身の気の調整
② 大迎：フェイスラインのリフトアップ、顔面部のむくみ、リンパの流れを良くする
③ 頬車：フェイスラインのリフトアップ、顔面部のむくみ、リンパの流れを良くする
④ 下関：顔面部の皮膚温上昇、血流増加、顎関節症、シミ、シワ、にきびの改善
⑤ 承漿：泌尿、生殖器系の疾患に作用、むくみの改善
⑥ 地倉：法令線、口の歪みの改善、唾液の調節
⑦ 迎香：法令線（シワ）の改善
⑧ 顴髎：シミの改善、頬のリフトアップ
⑨ 太陽：目尻のシワの改善、頭痛緩和
⑩ 攢竹：クマ、眼精疲労の改善
⑪ 陽白：額のシワの改善、美白効果、目を開く効果
⑫ 神庭：頭部・顔面部の症状、頭痛の改善、めまいの改善、精神安定作用、額のシワの改善
⑬ 下四白：シワ、シミ、目の下のむくみ、顔面部の血色改善、美白効果
※下四白に関しては、内出血ができやすい部位のため省くこともあります。

9. 美身鍼における顔面部への施術手順

　それでは写真を用いて経穴の位置と取穴方法、そして主な効果について解説します。

①百会

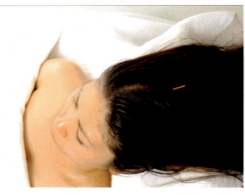

<経穴の位置>
左右の耳尖を結んだラインと正中線との交点にとる。

<備考>
直刺もしくは後方に向かって斜刺

②大迎

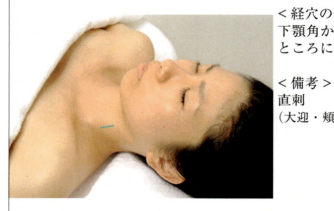

<経穴の位置>
下顎角から下顎体に沿って指を進め窪むところにとる。

<備考>
直刺
（大迎・頬車・下関までは片方ずつ行う。）

③頬車

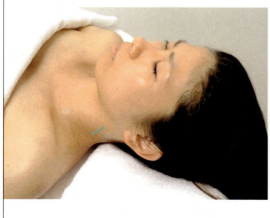

<経穴の位置>
下顎角後方の窪みにとる。
（下顎角と耳垂下端との間で陥凹部にとる。下顎体に沿って下顎角から後方に指を進め窪むところにとる。）

<備考>
直刺

④下関

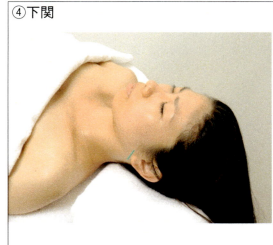

＜経穴の位置＞
頬骨弓の下縁中点と下顎切痕の間の陥凹部にとる。
(口を閉じれば陥凹し、口を開けば陥凹がなくなる部位にとる。)

＜備考＞
直刺
(反対側の大迎・頬車・下関まで同じように行う。)

⑤承漿

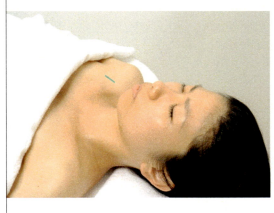

＜経穴の位置＞
オトガイ唇溝中央の陥凹部にとる。

＜備考＞
下から上に斜刺

⑥地倉

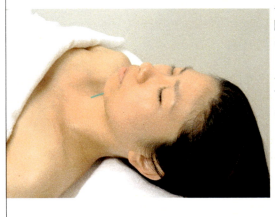

＜経穴の位置＞
瞳孔線上で口角の外方にとる。
(鼻唇溝上)

＜備考＞
下から上に斜刺
(地倉、迎香、顴髎は片方ずつ刺鍼を行う。)

⑦迎香

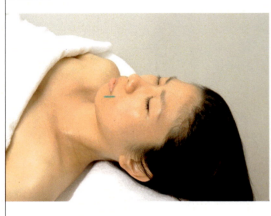

＜経穴の位置＞
鼻翼外側縁の中点で鼻唇溝中にとる。

＜備考＞
下から上に斜刺

⑧顴髎

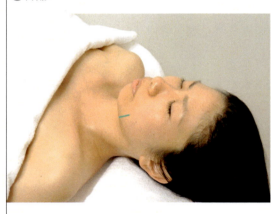

＜経穴の位置＞
外眼角の直下で、外眼角を通る垂直線と頬骨下縁との交点にとる。

＜備考＞
下から上に斜刺
（反対側の地倉、迎香、顴髎も同じように刺鍼を行う）

⑨太陽

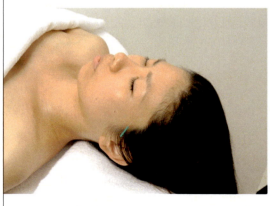

＜経穴の位置＞
眉毛の外端と外眼角との中央から後方1寸の陥凹部にとる。

＜備考＞
直刺
（両側）

⑩攅竹

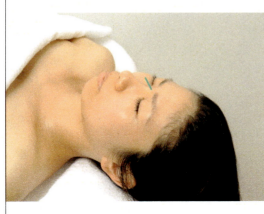

＜経穴の位置＞
眉毛の内端の陥凹部にとる。

＜備考＞
下から上に斜刺
（両側）

⑪陽白

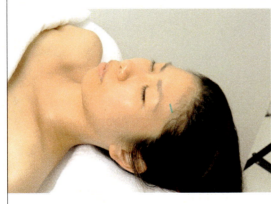

＜経穴の位置＞
眉毛中央の上方1寸の陥凹部にとる。

＜備考＞
外から内に斜刺
（両側）

⑫神庭

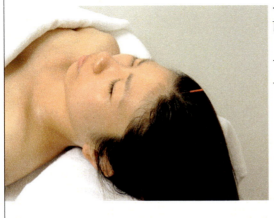

＜経穴の位置＞
前正中線上で前髪際の後方5分にとる。

＜備考＞
上から下に斜刺

⑬下四白

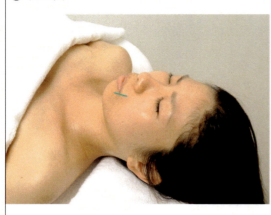

＜経穴の位置＞
四白よりやや下にとる。
四白：瞳孔線上で承泣（瞳孔の直下）の下にある陥凹部にとる。

＜備考＞
下から上に斜刺
（両側）

　以上が、「美身鍼」の施術で使用する顔面部の経穴です。顔面部に刺鍼する鍼数は20本以上となり、通常の鍼灸治療に比べてかなりの刺激量になります。そのため顔面部の刺鍼においては、肌の状態を見極めて、内出血や切皮痛が起こらないように細心の注意を払う必要があります。

　また「美身鍼」では、通常、顔面部の刺鍼に対しては決められた経穴だけを使用します。その理由としては、使用する経穴を決めておくことで、どの施術者によっても一定の効果を期待することができます。また顔面部の刺鍼については鍼数も多くなるため、施術時間の短縮にもつながると考えています。

　今回ご紹介した顔面部の経穴は、今まで施術を行ってきた中で、美容の効果が高く、内出血のリスクなどが少ない経穴を厳選しています。

　何度もお話ししますが、鍼数が多くなれば変化させる力は強くなるかも知れませんが、その反面、リスクも大きくなります。また鍼数が少なすぎても効果は低くなります。これらの理由から顔面部の刺鍼においては一番バランスが良い施術方法として刺鍼する経穴を決めて施術の手順もマニュアル化しています。

　また、顔面部は大変敏感な部分であるため、お客様自身も緊張されている場合が多くあります。お客様が安心して施術を受けられるように心掛けることが大切です。特に顔面部の刺鍼は丁寧かつスムーズに行えなければなりません。だいたい目安として顔面部の経穴すべての刺鍼に要する時間は5分程度です。もちろん痛みを与えず素早く丁寧な刺鍼技術であることが前提です。手順を決めて練習を行うことで素早く丁寧な刺鍼を行うことが可能になります。そのような施術ができるようになるまで何度も練習を行ってみてください。

第10章

美容鍼灸と肌トラブル

　美容鍼灸の施術では、お客様から美容に関する様々なご相談を受けます。その中でも最も多いものは、美顔に関する肌の悩みについてです。本章では、お客様の美顔に関する肌の悩みの中で特に多い、ニキビやシミ、シワ、むくみについて各々のトラブルが起きる原因やその特徴、スキンケアの立場からみるセルフケア法について説明をしていきます。鍼灸治療においては、まずお客様の悩みや疑問に対し、しっかりとした対応やその悩みに応えられるだけの知識や技術を習得しておくことが必要です。それは美容を目的とした鍼灸の施術であっても何ら変わりはありません。そのため、美容鍼灸師には、美容に関する必要最低限の知識、そして肌のトラブルに対する中医学の知識を熟知しておくことは施術を行う上でとても重要な要素です。この章では、中医学の見地からみる肌のトラブルの考え方やそれらに基づく鍼灸治療でのアプローチ法もいくつか紹介します。

1. 肌トラブルⅠ：ニキビ

(1) ニキビとは？

　ニキビとは、皮膚医学で「尋常性痤瘡」、英語では「アクネ」と呼ばれています。ニキビと一言でいっても皮脂分泌が過剰なために起こる「思春期のニキビ」から、20代から起こるいわゆる「大人のニキビ」など原因がそれぞれ異なります。そのため今起こっているニキビの原因をしっかりと突き止め、適切なケアを行っていくことが大切です。ニキビのできやすい時期やできやすい部位、またはニキビの色や大きさなどの形状によって原因を探ることができます。そして正しい原因を見つけることによって改善方法やケア法を導くことができます。

(2) ニキビの種類

　ニキビは、その原因・年齢や症状によってそれぞれ分類することができます。ここではそのふたつの分類と形状による分類に分けてニキビについて解説します。

1) ニキビのできる原因・年齢

　思春期のニキビと大人のニキビでは、原因、年齢、部位にそれぞれ特徴があります。

思春期のニキビ	大人のニキビ
皮脂分泌が過剰なために起こるニキビです。特徴としては、十代後半に多く見られ、皮脂分泌が盛んになる春から夏にかけて多く出現します。男性ホルモンの分泌増加が関係しています。	皮脂分泌が過剰なためだけに起こるものではなく、生活環境の乱れやストレスなど、様々な原因が複雑に絡み合って起こるニキビです。

2）症状によるニキビの分類

　ニキビにも発生初期から治癒するまでの段階があり、それぞれ形状が異なります。各々の段階において面皰（白ニキビ・黒ニキビ）、赤ニキビ、黄ニキビというように名称が異なります。

①面皰(コメド)	毛穴の周囲の角質が肥厚し、皮脂が毛穴に詰まった物を言います。この面皰には白ニキビ※と言われる閉鎖面皰と黒ニキビ※と言われる開放面皰とがあります。 ※白ニキビは毛穴の出口がふさがっているために内部で皮脂が固まって化膿している状態のもの ※黒ニキビは毛穴の出口が少し開いており、その先が皮脂や異物の酸化で黒くなった状態のもの
②赤ニキビ	毛穴の中でアクネ菌が繁殖したため炎症を起こし、赤く脹れ上がった状態のものです。
③黄ニキビ	毛穴の中で炎症がひどくなり、真皮の中に黄色い膿※がたまり、大きく脹れ上がった状態のものです。 ※この膿はアクネ菌などの死骸が集まったもの
④ニキビ痕	炎症が治まり、毛穴周囲の組織が破壊され窪みができた状態のものです。

(3) ニキビができる原因

　先にも述べましたが美容鍼灸の施術を受けに来られるお客様に多い大人のニキビの原因とは、生活環境の乱れやストレスなど様々な要因が複雑に絡み合っている場合が多いようです。そのためそれらの原因を知っておくことは、お客様への的確なアドバイスを行うことにつながります。ニキビの原因としては以下の点があげられます。

1）不規則な生活・寝不足・偏った栄養バランス

　　（脂っこいもの・甘いもの・刺激物の摂り過ぎ）

2）過度なストレス

3）ホルモンバランスの乱れ

4）皮脂分泌の増加

5）アクネ菌の増殖

6）遺伝的要因など

第10章　美容鍼灸と肌トラブル　127

⑷　ニキビの予防法・お手入れ方法

　　私が、美容鍼灸の施術と同じくらい大切に考えているのが、日常生活の中でお客様自身が行える肌トラブルの予防法やお手入れ方法をお伝えすることです。

　　お客様が、サロンに毎日施術を受けに来られることは、通常難しいと言えます。

そのため健康状態やお肌の状態をなるべく良好に保つためのアドバイスも行えるようにしましょう。

　　ニキビについての予防法・お手入れ方法をいくつか下記に示します。

1）規則正しい生活、バランスの取れた食事を心掛ける

　　不規則な生活はなるべく避けて、食事は1日3食をできる限り同じ時間に頂くように心掛けましょう。

2）十分な睡眠時間をとる

　　睡眠不足は、美肌の大敵と言えます。最低でも6時間の睡眠は取るように心掛けましょう。

　　特にお肌のゴールデンタイムは午後10時から午前2時と言われています。この時間には成長ホルモンが分泌され、お肌の新陳代謝を促すと言われています。

　　10時に就寝することは難しいかもしれませんが12時頃には床に就くように心掛けましょう。

3）紫外線を避ける

　　紫外線は、活性酸素を発生させる原因の一つと言われています。この活性酸素は、皮脂を酸化させ過酸化脂質を作り出し、これがニキビやシミの原因となるため、紫外線などの刺激から肌を守るようにしましょう。

　　紫外線対策としては、長袖を着たり、帽子やサングラスなどを使用します。

　　肌は一年中紫外線の影響を受けているため日差しの強い夏だけでなく、一年を通して紫外線対策を心掛けましょう。

4）過度な洗顔や刺激の強い化粧品は使用しない

　　大人のニキビの場合には、必要以上の洗顔を行わないようにします。肌を乾燥させてしまうことで返って肌を荒らしてしまいます。また過剰に皮脂の分泌を抑えるような化粧品などの使用は避けるようにしましょう。

5）清潔な肌を保つ

　　髪の毛が垂れて肌を刺激することによりニキビを悪化させることがあります。また髪の生え際などにできるニキビの場合は、シャンプーやトリートメントの洗い残しがニキビの原因になることもあるため十分なすすぎを行い、頭皮と共に肌も清潔に保つように心掛けましょう。

◆ニキビに効果のあるエッセンシャルオイル◆
・ニキビに効果があるエッセンシャルオイルとして以下のものがおすすめです。
・化膿を抑えるため抗菌作用のあるティートリー
・消炎作用のあるラベンダー
・皮脂分泌を調節してくれるゼラニウム

(5) 中医学における痤瘡（ニキビ）の捉え方

　中医学では、ニキビを「肺風粉刺」、「酒刺」、「面皰」などと言い、ニキビを、皮膚疾患の一つとして考えています。皮膚疾患は表面からのアプローチだけでは完治に向かうのが難しい場合が多いようです。そのためお客様のニキビの原因をしっかりと見つけ出し、食生活の見直しや生活環境の改善を提案することも重要なアフターフォローになります。

　ニキビは、これらと併用して根本的な身体の治療を行うことによって改善に向かうケースも少なくありません。ニキビは、できている期間や程度によっても異なりますが、ある程度継続した根気強い治療が必要な肌トラブルと考えられます。お客様にもその旨を伝え、定期的に通院できる環境作りを提案することをお勧めします。

　中医学ではニキビの原因を、血や臓腑に起こる火熱と考えています。ここではニキビが発生している場合に考えられる主な中医学的弁証の一部をご紹介したいと思います。

(6) 中医学における痤瘡（ニキビ）の分類と治療原則

　主なニキビの症状を中医学的に分類すると以下のように、血熱証、風熱犯肺証、脾胃湿熱証の３つに分けることができます。

赤ニキビと黒ニキビが混在し、特に月経前にひどくなり、月経後は軽減する。脂性肌もしくは混合肌で、毛穴が開き、ニキビの盛り上がりは大きく痛みを伴う炎症性のニキビである。

顔面部の様々なところに赤ニキビができる。ニキビはまだ小さいが、症状が不安定で一定ではない。
毛穴が開いていて皮脂分泌が多く汗もかきやすいためニキビができやすい。また肌はかなり敏感な状態になっている。

顔面部の皮脂分泌が多く、口の周囲にニキビができやすい。ニキビの特徴は、大きく、膿を持っている場合が多い。その場合は痛みを伴う。またむくみを伴うことがある。

①血熱証　　②風熱犯肺証　　③脾胃湿熱証

それではこの３つの弁証についてひとつずつ詳しくみていきたいと思います。

① 血熱証

　血熱証とは、熱邪が血に作用して発症する場合と、ストレスや刺激物（辛いものや塩からいもの）の過食によって臓腑を損傷し、臓腑に熱が発生する場合があります。ニキビのトラブルは、後者の場合がほとんどで、臓腑を傷つけ、気を鬱滞させ、熱が発生し、それが血に影響を与えた状態と言えます。血熱によって血脈が損傷すると、肌には赤みを帯びた炎症性の赤ニキビが現れやすくなります。その症状が長く続くと、ニキビの尖端が黒ずみ黒ニキビとして現れます。また

月経前に症状がひどくなるのは、血が熱を持つことによって血流が加速するためと考えられます。血熱の状態が強ければ、ニキビの大きさも大きくなり、痛みも伴いやすくなります。さらに熱により血が消耗されていくと皮膚の潤いが失われ、肌荒れも伴います。

　鍼灸治療が適応となる一般的な血熱証の症状としては、夜間の発熱、全身各部位での出血傾向、水分は欲しないが口内が乾燥するなどの症状があり、女性の場合は、月経量が多くなる傾向にあります。またこの病証は、血脈を損傷するため、刺鍼後に皮下出血を起こす場合が多いと考えられます。

　治療法としては、体内に熱があるため基本的には灸治療は用いず、鍼治療にて清熱、血に作用する経穴などを選択して治療を行います。

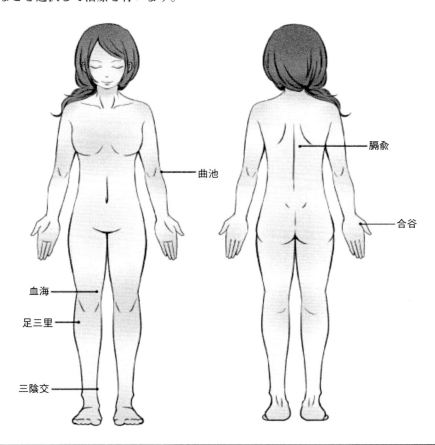

> **治療原則（主な施術方針）**
> 血熱証は熱が血に影響を与えているので、血の熱分を除去する「清熱涼血」という治療原則を用います。血熱証によって起こっているニキビに対し、効果のあるツボとして、曲池、合谷、膈兪、血海、三陰交、足三里、顔面部ニキビの周囲の経穴などを使用します。

② 風熱犯肺証

　風熱犯肺証は、風熱の邪が人体に入り、五臓のうちの肺を傷つけることによって肺の機能を失

調させる病証です。肺は皮毛と関係が深く、皮毛は衛気によって肌を守り、津液により肌を潤すことでそれぞれ外邪の侵入を防ぐ作用を持っています。そのため、肺の機能が失調すると肌が荒れたり、ニキビができやすくなります。小さい赤いニキビが、顔面部の様々なところにできやすく、その症状が不安定で一定でないことは、風邪（ふうじゃ）の特徴と言えます。また毛穴が開き、皮脂分泌が多く、汗をかきやすい状態は、風邪による気の固摂作用が失調したために起こります。このことにより肌表面のバリア機能も低下し、外からの様々な刺激を受けるため肌トラブルが起こりやすい敏感肌の状態になります。

　鍼灸治療が適応となる一般的な風熱犯肺証の症状としては、風熱の症状と咳嗽が同時に起こります。咳嗽、発熱、粘稠性のある黄色い痰、鼻閉、口渇や咽頭痛などがあります。

　治療法としては、体内に熱があるため基本的には灸治療は用いず、鍼治療にて肺経、大腸経の経穴などを選択して治療を行います。

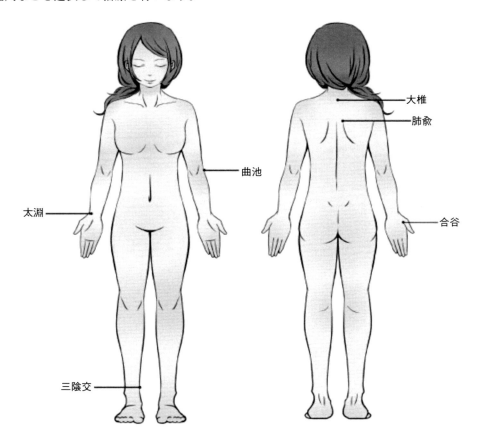

> **治療原則（主な施術方針）**
> 風熱犯肺証は、風熱の邪が肺に作用し、衛気の機能を失調させるため、肺気の通りを良くし、熱を除去する「宣肺清熱」という治療原則を用います。風熱犯肺証によって起こっているニキビに対し、効果のあるツボとして、曲池、合谷、大椎、三陰交、太淵、肺兪、顔面部ニキビの周囲の経穴などを使用します。

③ 脾胃湿熱証

　脾胃湿熱証は、湿熱の邪が人体に入る、もしくは甘いものやお酒の過食によって湿熱の邪が脾胃にこもることによって起こる病証です。甘い物やお酒によってできるニキビはこれに該当します。脾胃に余分な湿熱がこもると、不必要な熱を体外に出そうとし、その影響で口の周囲にニキビができやすくなります。湿がこもることで、身体の水分が滞りやすくなると、むくんだり、肌がベタベタします。また皮膚に余分な水分が多く、熱が加わることにより膿をもったニキビができやすくなります。

　鍼灸治療が適応となる一般的な脾胃湿熱証の症状としては、顔色や皮膚が黄色く、頭が重い、身体が重だるい、口が苦く、粘る、食欲不振、下痢、むくみなどがあります。

　治療法としては、体内に湿熱を持つため基本的には灸療法は用いず、鍼治療にて脾経、胃経の経穴、各々の兪穴などを選穴し治療を行います。

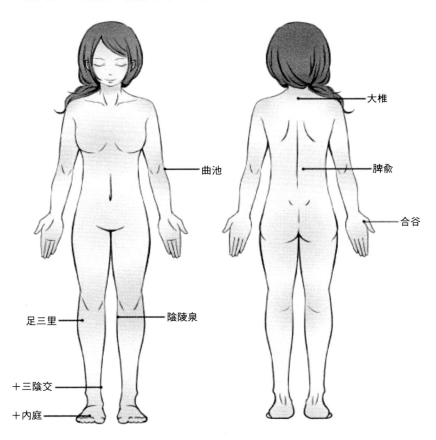

132

> **治療原則（主な施術方針）**
>
> 脾胃湿熱証は、甘い物やお酒の過食によって脾胃に熱がこもり、その熱が体外に出ようとすることで、ニキビができやすくなるため脾胃の熱を除去し湿邪を排出する「清熱利湿」という治療原則を用います。脾胃湿熱証によって起こっているニキビに対し、効果のあるツボとして、曲池、合谷、足三里、大椎、陰陵泉、脾兪、顔面部局所などを使用します。また必要に応じて、三陰交、内庭などの経穴を加えます。

2. 肌トラブルⅡ：シミ

⑴ シミとは？

　シミの最も大きな原因は紫外線と言われています。また紫外線以外の原因としては女性ホルモンの乱れや過度なストレスなどがあり、これらがメラノサイト（色素細胞）を活性化し、メラニンを過剰に分泌した後、皮膚表面に褐色の色素沈着を起したものをシミと言います。

　メラニンは紫外線から体を守るために働いており、人体にとってはとても重要なものです。しかし、このメラニンも過剰に分泌されると代謝の際に上手く排泄されず、色素沈着を起こし、シミとなって肌に残る場合があります。そのためシミの最も大きな原因である紫外線対策が大切になってきます。

⑵ シミの種類

　シミと一言でいってもその原因や症状によってもいくつかの種類があります。ここではシミを6つに分け、その特徴、発症部位、原因、形状、治療法などについて解説していきたいと思います。

第10章 美容鍼灸と肌トラブル 133

シミの種類

	①肝斑	②老人性色素斑	③脂漏性角化症
特徴	左右対称にでき、広い面積を持つ。	シミの中で最も多く、紫外線の影響で起こる。	老人性色素斑と混在したり、イボのように盛り上がってできたもの。
発症部位	頬骨の部分に多い。その他には目の下、鼻の下、額にも出ることがある。	紫外線が最も当たる頬骨の高い部位、こめかみに多い。	皮脂が出やすい部位やこめかみに多い。
原因	女性ホルモンのアンバランスが関与（妊娠中、ピル服用中、出産後、更年期などの際に見られることが多い）その他、自律神経の失調、内臓の病気など。	紫外線の照射、加齢。	紫外線の照射、加齢。
形状	左右対称に広がった薄茶色のシミ。	1cmくらいまでの輪郭がはっきりとした楕円状のシミ。	輪郭がはっきりとし、表面はボツボツとしたイボのように盛り上がったシミ。
治療法	トラネキサム酸服用、美白化粧品、ケミカルピーリング。	レーザー治療、IPL（光線療法）、ケミカルピーリング、美白化粧品（初期）	レーザー治療。
注意点	レーザー治療で悪化する。紫外線や物理的刺激で悪化する。	何年も経つうちに隆起してくることがあり、脂漏性角化症に移行していくものもある。	レーザー治療でしか取り除けない。

	④光線性花弁状色素斑	⑤炎症性色素沈着	⑥雀卵斑（そばかす）
特徴	急激に日焼けをした時にできる。	炎症の後に起こるシミでターンオーバーによって軽減させる。	遺伝的な小さいシミのことをさし、10代からでき始める。
発症部位	背中、肩、顔など激しく日焼けをした部位に多い。	炎症を起こしたところ（ニキビ、傷痕）に多い。	鼻を中心に顔面部全体や体にも見られる。
原因	直射日光が当たる屋外、海などでの急激な紫外線照射	ニキビや傷痕などの炎症が関与	遺伝的要因が関与（色の白い人にできやすい）
形状	1～2mm程度の小さな花びらのようなシミ。	炎症の程度によって形状は異なる。	色は淡い褐色や濃い褐色で、米粒ぐらいまでの小さなシミ。
治療法	レーザー治療	美白化粧品、ピーリング	レーザー治療、ケミカルピーリング
注意点	紫外線対策、日焼け後のケア、レーザー治療以外は難しい。	紫外線の暴露で悪化、レーザー治療は不適である。	紫外線A波で悪化、思春期で濃くなる、美白化粧品の効果は低い。

（3）シミができる原因

　シミの主な原因は、長時間または強い紫外線に当たったことによるものが多いと考えられています。それ以外にも生活環境の乱れやストレスなどによってホルモンバランスや自律神経系が乱れることも要因のひとつとしてあげられています。それらの原因を知り、お客様への的確なアドバイスを行える知識が必要になります。シミの原因としては以下の点があげられます。

1）過度な紫外線照射

2）ホルモンのアンバランス（妊娠・出産、ピル服用中、生理不順、更年期など）

3）肌老化や疲労の蓄積（新陳代謝の低下）

4）自律神経系の異常（精神的なストレス、極度の精神緊張）

5）血行不良

6）合わない化粧品の使用

7）機械的・物理的刺激（ニキビ、傷、湿疹、炎症、過度なゴマージュなど）

（4）シミの予防法・お手入れ方法

　シミについての予防法・お手入れ方法をいくつか下記に示します。

1）紫外線を避ける

　紫外線対策としては、長袖を着たり、帽子やサングラスなどを使用します。

　肌は一年中紫外線の影響を受けているため日差しの強い夏だけでなく、一年を通して紫外線対策を心掛けましょう。

2）トリートメントやパックを行う

第10章　美容鍼灸と肌トラブル　　135

シミの予防や出来てしまったシミに対するケアには、衰えた肌の新陳代謝を活発にすることが大切です。

血行促進のためにセルフトリートメントを行ったり、美容成分を含むローションパックなどを使用して、肌の表面を整えて紫外線対策などに心掛けましょう。

3）禁煙する

タバコはビタミンＣを破壊するためなるべく控えるようにしましょう。

4）ビタミンを摂取する

抗酸化作用の高いビタミンＣやビタミンＥを摂取するようにしましょう。

ビタミンＣには、美白成分が含まれていると言われていますが、メラニン合成の過程で働く酵素の働きをブロックし、メラニン色素の沈着を抑える効果があります。

ビタミンＥは抗酸化作用があり、紫外線によって引き起こされる活性酸素の抑制効果を持っています。

◆シミに効果のあるエッセンシャルオイル◆
ホルモンのバランスを崩しておこるシミ（肝斑）に対しては、以下のエッセンシャルオイルがおすすめです。
・女性ホルモンの調節を行うゼラニウム
・老化予防や美白効果のあるローズマリー
・肌の新陳代謝を高めるローマンカモミール

⑸ 紫外線を予防する日焼け止めとは

シミの予防法として最も大切になるのが、紫外線対策です。そのため、紫外線対策として重要となる日焼け止めについて紹介します。普段何気なく使っている日焼け止め、しかし、それらに記されている表示をよく理解して使用されていますか・・・・・？

ここでは、日焼け止め商品に記されている「PA」、「SPF」について説明します。

紫外線 $\left\{ \begin{array}{l} \text{UVA をカットする指数「PA」} \\ \text{UVB をカットする力「SPF」} \end{array} \right.$

PA：　「Protection Grade of UVA」UVA を防ぐ度合いの略で、「UVA 防御指数」と言われています。PA の値は SPF 値に比べ、その効果はすぐに現れず、長期的な悪影響を数値にすることが困難なため SPF のように数値化せず、PA＋（やや効果がある）、PA＋＋（効果がある）、PA＋＋＋（非常に効果がある）のように表示します。日常生活で必要な値は、PA＋＋であり、特に強い紫外線に当たる場合には、PA＋＋＋を使用されることをお勧めします。

SPF 値：「Sun Protection Factor」紫外線防御指数の略で、UVB 波（紫外線Ｂ波）を防御する

力を数値で表すもので、以下の式で表わします。

$$SPF = \frac{UV ケア化粧品塗布時の紅斑を生じる MED}{UV ケア化粧品未塗布時の紅斑を生じる MED}$$

ここでのMED（minimal erythema dose：最小紅斑量）とはサンバーンを起こすのに必要な最小の紫外線量のことを言います。

つまり、あるUVケア化粧品を塗布したときのMEDが塗布しないときのMEDの何倍にあたるかを示す数字がSPFとなります。したがって数値が高い程、防御能が高いと言えます。日本では、SPF50を上限値としています。（日本化粧品技術者会編、『化粧品事典』、丸善より引用）

(6) 中医学におけるシミの捉え方

　中医学では、シミを「肝斑」、「蝴蝶斑」と言います。シミもニキビと同様、中医学においては、皮膚疾患の一つと考えられているため、表面からのアプローチだけでは完治することが難しいと考えられています。シミは、後天的に形成されるもので日常の生活において肌に紫外線が当たることにより生成されたメラニンによって色素沈着を起こしたものと考えられています。シミは主に、頬や鼻の周囲、口の周囲などに出現するものが多く、形状や大きさは様々です。シミができてしまった場合に対する改善方法としては、まず肌のターンオーバー（新陳代謝）を活発にすることです。中医学では、この新陳代謝を低下させ、シミができやすい状態に陥っている身体の状態を改善していくことを目指します。シミは中医学で考えると、五臓のうち、肝・脾・腎と特に深く関与していると考えられています。ここではシミが発生している場合に考えられる主な中医学的弁証の一部をとりあげて解説したいと思います。

(7) 中医学におけるシミの分類と治療原則

　主なシミの症状を中医学的に分類すると以下のように、肝気鬱結証、脾気虚証、脾腎陽虚証の3つに分けることができます。

第10章　美容鍼灸と肌トラブル　　137

シミの色は、茶色または灰色で、目の下、頬の高い部分に左右対称に広い範囲でできている場合が多い。	顔色は全体的に黄色みがかっている。シミの色は、うすい茶褐色で、鼻、鼻翼の周囲、口の周囲にできている場合が多い。また、皮膚にはハリがなく、顔面部にむくみがあることが多い。	顔色は全体的に白っぽくツヤがない。シミの色は、灰色、もしくは黒みがかった茶色で、鼻、鼻翼周囲、頬の中央に左右対象にできている場合が多い。また、皮膚は冷たく、顔面部にむくみがあることが多い。
↓	↓	↓
①肝気鬱結証	②脾気虚証	③脾腎陽虚証

それではこの3つの弁証について一つずつ詳しくみていきたいと思います。

① 肝気鬱結証

　肝気鬱結証は、主に精神的なストレスやショックなどが原因で肝の疏泄機能を失調させ、血や津液の運行などを低下させます。血液の循環が悪くなると全身を滋養することが難しくなり、肌の新陳代謝も低下し、本来垢となって排泄されるメラニン色素が肌に残りやすい状態を引き起こします。この状態が長く続くことでシミが肌表面に現れてきます。

　鍼灸治療が適応となる一般的な症状としては、ため息を多くつく、怒りっぽい、抑うつ、胸脇部の脹痛、女性の場合は、月経不順、月経痛などを伴います。

　治療法としては、鍼治療、灸治療のどちらを用いても良く、肝経、胆経の経穴、肝経の兪募穴などを選択して治療を行います。

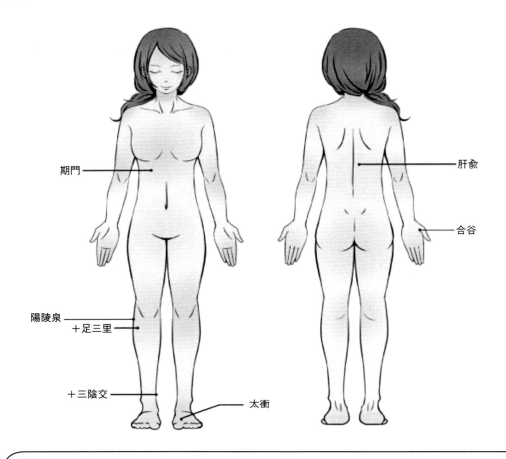

治療原則（主な施術方針）
肝気鬱結証はストレスなどにより肝気の流れが悪くなっているため、肝の働きを高めて気の流れをよくする「疏肝理気」という治療原則を用います。肝気鬱結証によって起こっているシミに対し、効果のあるツボとして、太衝、陽陵泉、肝兪、期門、合谷、シミができている周囲にある経穴などを使用します。また必要に応じて、足三里、三陰交などの経穴を加えます。

② 脾気虚証

　脾気虚証は、精神的ストレス、疲労、飲食の不摂生などが原因で、気が不足し脾の働きである運化機能が失調することで起こります。脾の運化機能の働きには、食べたものを消化・吸収し、栄養素として全身に送る働きと、水分を吸収・運搬・排泄するのを助ける働きがあります。そのため、運化機能が失調すると肌へ十分な栄養素を送り届けることができず、肌の新陳代謝を低下させてしまいます。この新陳代謝の低下は、紫外線によってできたメラニン色素を外へ排出する働きにも影響を与え、やがて色素沈着を引き起こし、シミとなって肌表面に現れてきます。

　また脾の機能低下は、気血の生成にも支障をきたし、気血を充分に顔面部へ巡らす働きを低下させてしまいます。その結果、顔色は悪くまた黄色っぽくなります。脾は、鼻や口と関係が深いためこのタイプのシミは、特に鼻や口周囲に現れやすいと言えます。

鍼灸治療が適応となる一般的な脾気虚証の症状としては、疲労倦怠感、無力感、食欲不振、食後の腹部脹痛、泥状便などがあります。

治療法としては、鍼治療、灸治療のどちらを用いても良く、脾経、胃経の経穴、各々の兪穴などを選択して治療を行います。

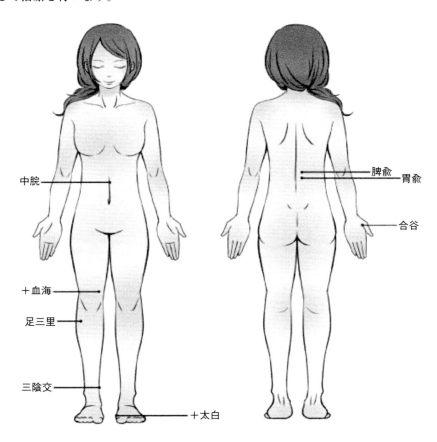

治療原則（主な施術方針）

脾気虚証は、気の不足により、脾の機能低下が起こっているため気を高める「益気健脾」という治療原則を用います。脾気虚証によって起こっているシミに対し、効果のあるツボとして、脾兪、胃兪、合谷、三陰交、足三里、中脘、シミができている周囲にある経穴などを使用します。また必要に応じて、血海、太白などの経穴を加えます。

③ 脾腎陽虚証

脾腎陽虚証は、慢性的な疲労や水邪に侵されることで腎の温煦作用が低下した状態に、気の不足や冷たいものの過食による脾陽虚の状態が加わることで起こります。

運化機能や温煦作用、水分代謝に失調をきたすと、全身に十分な栄養素を送り届けることができず、冷えやむくみが生じやすくなります。

全身に栄養素が行きわたらなくなることで肌の新陳代謝も低下し、その状態に冷えが加わるこ

とでさらにシミの色を濃くしてしまいます。

　顔色が白っぽく、ツヤがないのは冷えが気血の流れを失調させ、顔面部に十分な栄養が届かないために起こります。シミの色が灰色、黒みがかった色になるのは、身体の中に冷えが潜んでいるためと考えられます。脾と腎は、鼻と頬の中央に関係が深いためこのタイプのシミは、特に鼻や頬の中央（左右対称）に現れやすいと考えられます。

　鍼灸治療が適応となる一般的な脾腎陽虚証の症状としては、下腹部の冷えや痛み、手足の冷え、腰や膝のだるさ、むくみ、朝方の下痢などがあります。

　治療法としては、身体を温めるための灸治療や鍼治療を用い、脾経、腎経、胃経の経穴、各々の兪穴などを選択して治療を行います。

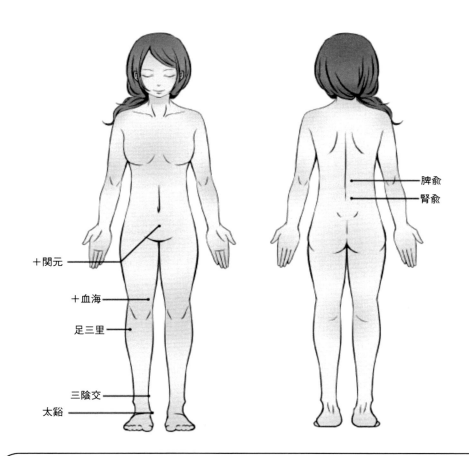

治療原則（主な施術方針）
脾腎陽虚証は、脾と腎の陽虚が原因のため脾と腎を温めるための「温補脾腎」という治療原則を用います。脾腎陽虚証によって起こっているシミに対し、効果のあるツボとして、脾兪、腎兪、三陰交、足三里、太谿、シミができている周囲にある経穴などを使用します。また必要に応じて、関元、血海などの経穴を加えます。

3. 肌トラブルⅢ：シワ

(1) シワとは？

シワは美容上の悩みの中で上位に挙げられる悩みの一つです。年齢を重ねた皮膚に現れる溝状の窪みがシワと呼ばれています。シワは、浅いものから深いものまで様々ですが、30歳前後から少しずつ気になり始める女性が多いようです。

特に皮膚の薄い部分（目の周囲）や表情をつくるためによく動かす部分（眉間や額、鼻翼と口角の間）にシワはできやすいと言われています。シワの原因や種類を知ることで、より効果的な施術が行え、またお客様に対しても的確なアドバイスが行えるようになります。

(2) シワの種類

シワは大きく以下の3つのタイプに分類されます。

① 線状ジワ：目尻や眉間に老化によって生じるもので、自然老化を反映するが、日光暴露で増強される。

② 図形ジワ：頬や首などに深い溝が交差してひし形や三角形に見えるシワで日光暴露が原因である。

③ 縮緬ジワ：腹部などの弛緩した部位に発生する細かなひだ状のシワで自然老化を反映する。

また線状ジワは小ジワとシワに分けられます。小ジワはファンデーションや白粉を塗ることによって目立たなくすることができる程度のシワを言い、表皮に問題があることによって発生するもので、防御・改善するために、乾燥から肌を守る物質、角層を柔軟にする物質、紫外線や過酸化脂質による皮膚のダメージを防ぐ物質などを配合したスキンケアが推奨されます。

一方、この他のシワはコラーゲン、エラスチンなどの量的・質的な劣化を主とする真皮の変化が原因となるが、この変化は光老化により促進されることから紫外線対策が必要とされます。（田上八朗他監修、『化粧品科学ガイド第2版』、フレグランスジャーナル社より引用）

(3) シワができる原因

シワの原因のひとつには、シミの場合と同様、紫外線を浴びることや生活環境の乱れ、ストレスなどによってホルモンバランスや自律神経系が乱れることなどが要因として考えられます。それらの原因を知り、お客様への的確なアドバイスを行うことが大切になります。シワの原因としては、以下の点があげられます。

1) 紫外線照射
2) 長期間の乾燥、保湿不足
3) 皮膚のトラブル（炎症、傷、湿疹など）
4) 女性ホルモンの減少、自律神経の失調
5) 急激なダイエットによる体重減少

6) 睡眠不足、過労

7) コラーゲン、エラスチンの減少

8) 過度な精神的ストレス

9) 喫煙⇒ニコチンは血管を収縮させ血流を悪くし、真皮の新陳代謝を低下させる。

> **真皮まで届く UVA**
> 紫外線のうちの UVA 波は波長が長いため表皮を通過し、真皮まで到達すると言われています。そして肌のハリや弾力性を保っているコラーゲンやエラスチンという 2 つの線維を変性させたりします。このため皮膚は弾力性を失い、たるみやシワを引き起し、肌老化を加速させます。

> **肌を赤くする UVB**
> 紫外線のうち UVB 波は、肌の表皮にある色素細胞（メラノサイト）を活性化させ、多量のメラニンを生成させる作用があります。そして皮膚組織を強く刺激し、サンバーン（皮膚を赤くする）を引き起します。また細胞を傷つけ皮膚がんの原因になるともいわれています。また UVB 波は、間接的にシワやシミの原因にもつながります。

(4) シワの予防法・お手入れ方法

シワについての予防法・お手入れ方法をいくつか下記に示します。

1) 紫外線を避ける

紫外線対策としては、長袖を着たり、帽子やサングラスなどを使用します。

肌は一年中紫外線の影響を受けているため日差しの強い夏だけでなく、一年を通して紫外線対策を心掛けましょう。

2) 十分な睡眠時間をとる

睡眠不足は、美肌の大敵と言えます。最低でも 6 時間の睡眠は取るように心掛けましょう。

特にお肌のゴールデンタイムは午後 10 時から、午前 2 時と言われています。この時間には成長ホルモンが分泌され、お肌の新陳代謝を促すと言われています。

10 時に就寝することは難しいかもしれませんが 12 時頃には床に就くように心掛けましょう。

3) 乾燥を避ける

秋や、冬の季節は湿度が徐々に低下していくため、空気は乾燥しお肌の水分は奪われやすい環境になります。乾燥は皮脂分泌を低下させ血流も悪くしシワの原因にもなりかねません。

そのため、肌には十分な水分を与え、しっかりと保湿を心掛けましょう。

4) トリートメントやパックを行う

シワの予防には肌の乾燥に十分気を付けるようにしましょう。肌の新陳代謝を高め、血流を促進するためのセルフトリートメントを行ったり、水分をしっかり含むローションパックなどを使用して、しっかりとした保湿に心掛けましょう。

5) 適度な運動を行う

シワの原因の一つには、筋肉が衰えることで皮膚を支えきれなくなり、たるみが起こり、それが長い時間かけてシワへと変化します。そのため表情筋のトレーニングやストレッチなどを行い、筋肉の活性化を心掛けましょう。

◆シワに効果のあるエッセンシャルオイル◆
シワに効果があるエッセンシャルオイルとして以下のものをおすすめします。
・乾燥を予防して保湿効果のあるフランキンセンス
・若返りの効果があるゼラニウム、ローマンカモミール

(5) 中医学におけるシワの捉え方
　中国語では、皺（シワ）を皺紋と言います。シワは、生まれたばかりの赤ん坊にはありません。年齢を重ねていくにつれ、徐々に小ジワといわれる浅いシワから深いシワへと変化していきます。特に表情筋の動きの多い部分や皮膚の薄い部分に現れることが多いと言われています。
　例えば、眉間のシワ、目じりのシワ、法令線（鼻唇溝）などは、女性にとって特に気になるシワと言えます。浅いシワに関しては、症状が深部に及んでいないため局所的な施術や一回の施術のみでも比較的効果がみられることが多くあります。しかし、深いシワに関しては、ニキビやシミと同様、表面的なアプローチのみでは改善に至るのは難しいと考えられます。そのため身体の根本的な治療が必要になってきます。ここではシワが発生している場合に考えられる主な中医学的弁証を一部とりあげて解説したいと思います。

(6) 中医学におけるシワの分類と治療原則
　主なシワの症状を中医学的に分類すると以下のように、心脾両虚証、気滞血瘀証、の2つに分けることができます。

気血の不足により顔色は全体的に黄色みがかっている。シワは比較的細かく小さい。シワは顔面部全体に表れ、特に鼻周囲、または額に多くみられる。

シワは全体的というよりは、顔面部のある部分に限局して深く現れることが多い。肌は乾燥し、表面がかさついている場合がある。できたシワは日々深くなり、そのシワは戻ることはない。

①心脾両虚証　　　②気滞血瘀証

① 心脾両虚証

　心脾両虚証は、血不足や月経時の出血過多などによる心血虚と、精神的なストレスや飲食不節による脾気虚の両方の症状によって起こります。

　心血が不足すると、全身を十分に栄養することができないため皮膚や肌肉にも影響を与えます。皮膚や肌肉が滋養されないと、肌の弾力性が失われ、ハリが無くなり、表情をつくるときにできるシワが元に戻りにくくなりやがて深い溝となってシワに変化していきます。また脾気虚により運化機能が失調すると栄養物や水分を全身に送る作用が低下するため肌は潤いを失い、乾燥してしまうためにシワができやすい状態を引き起こすと考えられます。つまり、心脾両虚証におけるシワとは、皮膚や肌肉に必要となる栄養物の不足と、水分量の低下によるものと考えることができます。

　鍼灸治療が適応となる一般的な症状としては、心悸、不眠、多夢、疲労倦怠感、食欲不振、泥状便、皮下出血などを伴います。また女性の場合は月経量が過少になったり、過多になったりし、経血色は淡くなります。

　治療法としては、鍼治療と灸治療のどちらを用いても良く、脾経、心経の経穴、各々の兪穴などを選択して治療を行います。

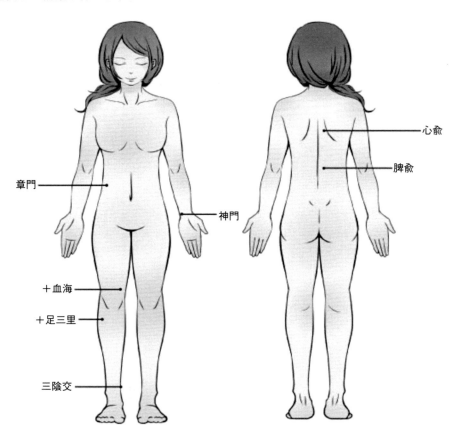

第 10 章　美容鍼灸と肌トラブル　145

> **治療原則（主な施術方針）**
> 心脾両虚証は、心と脾の気血の不足が原因であるため心と脾の働きを高める「補益心脾」という治療原則を用います。心脾両虚証によって起こっているシワに対し、効果のあるツボとして、神門、三陰交、脾兪、心兪、章門、またシワができている周囲にある経穴などを使用します。また必要に応じて、血海、足三里などの経穴を加えます。

② 気滞血瘀証

　気滞血瘀証は、精神的なストレスなどの原因によって気が鬱滞し、血の運行に失調をきたすことで血瘀が生じます。気と血の巡りが悪くなると肌に必要な栄養物や水分が十分に送り届けられなくなります。そのため肌の表面はかさつき、ざらざらした状態となります。また血瘀の状態が長く続くと、水分量は更に低下し、皮膚の乾燥は強くなり、肌の表面には窪みができて、深いシワとなって現れてきます。また血瘀は固定し移動しないという特徴があるため、シワはある部分に限局して現れると考えることができます。

　鍼灸治療が適応となる一般的な症状としては、胸脇部の脹り、痛み、イライラ感、舌は紫暗色を呈し、瘀斑が現れます。また女性の場合は、月経前に乳房が脹るような痛みを伴い、月経痛があり、経血色は紫暗色で血塊を伴うことがあります。

　治療法としては、鍼治療と灸治療のどちらを用いても良く、肝経、脾経の経穴、血に作用する経穴などを選択して治療を行います。

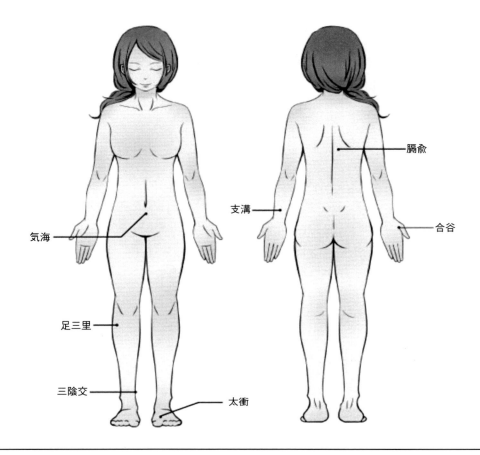

治療原則（主な施術方針）
気滞血瘀証は、気の滞りが血の運行を低下させているため気の巡りを良くし、血の循環を良くする「行気活血」という治療原則を用います。気滞血瘀証によって起こっているシワに対し、効果のあるツボとして、三陰交、太衝、気海、支溝、膈兪、合谷、足三里、シワができている周囲にある経穴などを使用します。

(7) 眉間のシワと法令線

　以前美容に対する悩みについてアンケートを行った結果、シワに対する悩みはベスト3に入りました。また他の肌トラブルに比べてシワについては眉間や法令線など具体的な部位に悩みを持つ方が多いようです。そのため、ここでは特に眉間のシワと法令線に関する中医学的弁証について解説をしたいと思います。

第 10 章　美容鍼灸と肌トラブル　147

眉間のシワ
常に眉間にシワを寄せる癖があり、眉間に八の字のシワができやすい。シワは、くっきりと深いため目立ちやすい。

法令線のシワ
顔面部全体にたるみがみられ、鼻、口周囲にシワが目立つ。また特に鼻唇溝に沿って深いシワが目立つ。

↓　　　　　　　　　　↓

①肝気鬱結証　　　　②脾気虚証

① 肝気鬱結証（眉間のシワ）

　肝気鬱結証は、主に精神的なストレスやショックなどが原因で肝の疏泄機能を失調させ、血や津液の運行などを低下させます。血液の循環が悪くなることによって全身を滋養することが難しくなるため、肌も十分に栄養できなくなり、潤いが失われ、弾力性が無くなることでシワができやすい状態に陥ってしまいます。

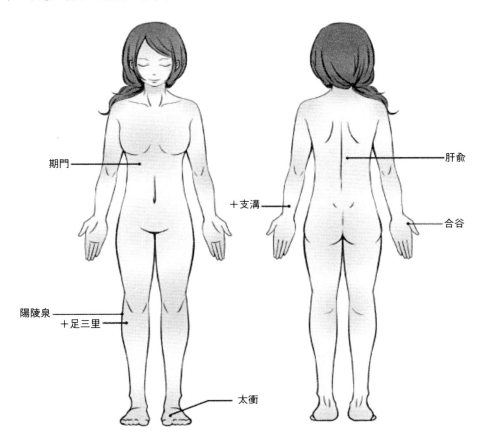

期門
＋支溝
陽陵泉
＋足三里
太衝
肝兪
合谷

また精神抑うつ状態のためイライラしていることが多く、常に眉間にシワを寄せる表情が多くなります。そのため、特に眉間のシワが目立って現れやすいと考えられます。

鍼灸治療が適応となる一般的な症状としては、ため息を多くつく、怒りっぽい、抑うつ、胸脇部の脹痛、女性の場合は、月経不順、月経痛などを伴います。

治療法としては、鍼治療、灸治療のどちらを用いても良く、肝経、胆経の経穴、肝経の兪募穴などを選択して治療を行います。

治療原則（主な施術方針）

肝気鬱結証はストレスなどにより肝気の流れが悪くなっているため、肝の働きを高めて気の流れをよくする「疏肝理気」という治療原則を用います。肝気鬱結証によって起こっているシワに対し、効果のあるツボとして、太衝、陽陵泉、肝兪、期門、合谷、シワができている周囲にある経穴などを使用します。また必要に応じて、足三里、支溝などの経穴を加えます。

---

② 脾気虚証（法令線のシワ）

脾気虚証は、精神的ストレス、疲労、飲食の不摂生などが原因で、気が不足し脾の働きである運化機能が失調することによって起こります。脾の運化機能の働きには、食べたものを消化・吸収し、栄養素として全身に送る働きと、水分を吸収・運搬・排泄するのを助ける働きがあります。そのため運化機能が失調すると肌へ十分な栄養素や水分を送り届けることができなくなります。そうすると、肌は潤いを失い、ハリのない肌へと徐々に変化してしまいます。また脾は昇清を主るといい、気を上昇させる働きを持っています。この昇清機能が低下すると、肌にたるみができやすくなり、この状態が長く続くと深いシワとなって目立ってきます。

脾は鼻や口と関係が深いため、特に鼻や口周囲、つまり鼻唇溝に沿ってシワ（法令線）が現れやすいと言えます。

鍼灸治療が適応となる一般的な脾気虚証の症状としては、疲労倦怠感、無力感、食欲不振、食後の腹部脹痛、泥状便などがあります。

治療法としては、鍼治療、灸治療のどちらを用いても良く、脾経、胃経の経穴、各々の兪募穴などを選択して治療を行います。

第 10 章　美容鍼灸と肌トラブル　149

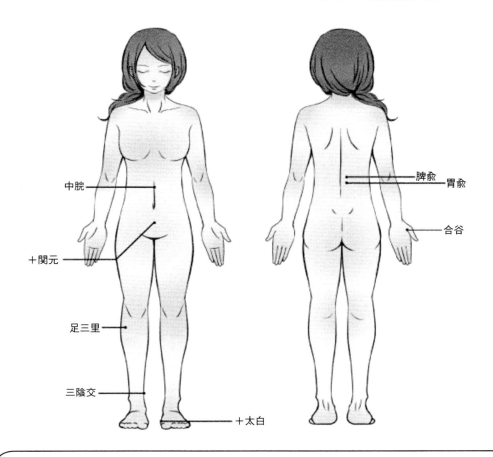

> **治療原則（主な施術方針）**
> 脾気虚証は、気の不足により、脾の機能低下が起こっているため気を高める「益気健脾」という治療原則を用います。脾気虚証によって起こっている法令線のシワに対し、効果のあるツボとして、脾兪、胃兪、合谷、三陰交、足三里、中脘、などの経穴を使用します。また必要に応じて、関元、太白などの経穴を加えます。

4. 肌トラブルⅣ：むくみ

(1) むくみとは？

　むくみとは、専門用語で「浮腫」と呼ばれています。むくみは、血中から余分な水分が血管やリンパ管の外にしみだして、周囲の細胞間に溜まることで起こります。足先や特に皮膚の薄い顔の瞼や頬、アゴのラインなどに起こりやすいと考えられています。中には、程度によって医療機関を受診した方が良いむくみも含まれています。

　ここで取り上げるむくみとは、あくまでも深刻な問題を抱えたむくみではなく、一過性に起こっているものが対象ですが、病的なむくみとの鑑別も重要になってきます。

　お客様の体の状態を把握した上で、医療機関を受診した方が良いと判断した場合は、速やかに

150

医療機関への受診を勧めることも施術においては大切なことです。

(2) むくみの種類

　むくみには一過性のものと、慢性的なもの、また全身的なものと部分的なものなどに分けられます。ここでは、一過性に起こっているむくみと慢性的に起こっているむくみについてそれぞれの特徴、出現しやすい部位についてみていきたいと思います。

	一過性に起こっているむくみ	慢性的に起こっているむくみ
特徴	長時間の立ち仕事や同じ姿勢でいた場合、または水分を多く取った場合など一時的に起こっているむくみ。 （常にむくみが起こっているわけではない）	むくみが常にあり、むくんだ部位を指で押しても窪んだままで元に戻らないようなむくみ。 常に疲労感があり、むくみが回復することが難しい。
出現部位	手足、顔面部など	全身、手足、顔面部など

(3) むくみが起こる原因

　前述したようにむくみといっても、日常生活の様々な要因により起こっている一過性のものや慢性のもの、また原因が何らかの病気によって引き起こされている重篤なものなどがあります。

　ここでは、一過性に起こっているむくみと重篤な病気によって起こっているむくみの原因について少し見ていきたいと思います。

	原因
一過性のむくみ	①長時間の立ち仕事や同じ姿勢での作業などによってリンパの流れが滞り、むくみやすくなる。 ②不規則な生活や食事の偏り、過度のストレス、疲労の蓄積などにより、新陳代謝が低下し、むくみやすくなる。 ③女性ホルモンの乱れ、自律神経が失調しているためにむくみやすくなる。 ④運動不足により、リンパや血液の循環が悪くなっているためにむくみやすくなる。 ⑤塩分の多い食品を好んで摂取すると水分バランスを崩し、むくみやすくなる。
病気が原因の むくみ	①心臓の機能が低下すると十分な血液を送り出すことができず、血管内に血液が溜まり、水分が血管からしみだすことによってむくみとなる。 ②腎臓の血液をろ過する機能が低下すると血液中のタンパク濃度が低下し、水分は血管内に戻りにくくなるためむくみとなる。 ③肝臓の機能が低下するとアルブミンの生成が低下し、血液中のアルブミンが減少することで血管内の水分が回収できずむくみとなる。 ④薬剤の長期服用では、副作用としてむくみが現れることがある。ただし、肝臓や腎臓が健康な場合は、むくみが起こることはあまりない。 ⑤甲状腺ホルモンが低下すると新陳代謝が低下し、体内の水分調節にも影響を受け、全身がむくみやすくなる。また甲状腺ホルモンが異常に多くなると心臓に負担がかかり、血液を送り出す力が弱くなってむくみとなる。

⑷ むくみと冷え症

　むくみと冷え症には深い関係があります。冷え性の原因のひとつには、血液循環の悪さが考えられます。通常、血液は心臓から全身にくまなく送られ、各々の細胞に必要な栄養素を送り届け、また同時に老廃物などを回収し、再び心臓に戻ります。その際、この血液循環を担うのは筋肉と言われています。ところが、女性は男性に比べ、筋肉量が少ないために血液循環を促す働きが弱いと言えます。このため、女性は末梢血管まで栄養分を含んだ血液を送り届けることが難しく、結果的に末端にある手足に冷えが生じやすいと考えられています。

　更に、余分な水分や老廃物を回収することができないため、全身や手足にむくみとなって現れてきます。

　この状態を長期間放置すれば、脂肪細胞に余分な水分や老廃物が取り込まれ、「セルライト」と変化してしまいます。同時に血液循環の悪さは、首のこりや肩こり、腰痛の原因にもつながると考えられます。

⑸ むくみの予防法・お手入れ方法

　むくみについての予防法・お手入れ方法をいくつか下記に示します。

1) 規則正しい生活、バランスの取れた食事を心掛ける

不規則な生活はなるべく避けて、食事は1日3食をできる限り同じ時間に頂くように心掛けましょう。

2) 適度な運動を行う

一日中座りっぱなしだったり、同じ姿勢で仕事をしている人は、血液の循環やリンパの流れが滞りやすくなります。それが溜まるとむくみの原因となるため、適度な運動を行い、筋肉を活性化させるように心掛けましょう。

3) 飲酒を控える

アルコールは利尿作用があるため体内の水分量を減少させます。そのため体内では水分量のバランスを取るために周囲の水分を引き付け、それが皮膚の薄い部分にむくみを生じやすくします。そのためむくみやすい人は過度の飲酒は控えるように心掛けましょう。

4) 塩分を控える

塩分を取り過ぎると体内のナトリウム濃度が高くなります。その濃度を下げて一定に保つために体内の組織や血管の外に水分を多く溜め込みます。体内に水分が増えることによりむくみが生じやすくなります。1日の塩分摂取量は男性が9.0g未満、女性が8.0g未満とされています。

むくみやすい人は過度の塩分摂取は控えるように心掛けましょう。

◆むくみに効果のあるエッセンシャルオイル◆

むくみケアには以下のエッセンシャルオイルをおすすめします。
・体液循環を促し、利尿作用のあるグレープフルーツ
・血行促進作用のあるゼラニウムやラベンダー

(6) 中医学におけるむくみの捉え方

中医学では、むくみのことを「水腫」と言い、頭顔面部、眼瞼部、四肢、腹背部または全身に起こる浮腫を指します。中医学で水腫というと一般的には病気が原因で起こるものを指す場合が多いと言えます。

しかし、ここでは病的なむくみではなく、一過性のむくみ、特に美容鍼灸を受けに来院されるお客様に多い顔面部に起こるむくみについて解説します。

中医学では、むくみの原因は主に心・脾・腎にあると考えています。

(7) 中医学におけるむくみの分類と治療原則

主なむくみの症状から中医学的に分類すると以下のように、脾気虚証、心脾両虚証、脾腎陽虚証の3つに分けることができます。この3つの弁証は今までの肌トラブルの中でも既に解説してきた弁証になります。

特に目の下にむくみが現れやすい。目の下には、袋状のふくらみがあり、下に垂れ下がったような状態が多くみられる。	顔色は白っぽかったり、黄色みがかったりしている場合が多く全体的にすぐれない。また顔の中心部にむくみがでていることが多い。	顔面部の血色が悪く、白っぽい。むくみは、顔面部の中心からフェイスラインの下部に現れることが多い。午前中は症状が顕著に現れ、午後には比較的軽減する。
①脾気虚証	②心脾両虚証	③脾腎陽虚証

この3つの弁証についてそれぞれ詳しく解説していきたいと思います。

① 脾気虚証

脾気虚証は、精神的ストレス、疲労、飲食の不摂生などが原因で、気が不足し脾の働きである運化機能が失調することによって起こります。脾の運化機能には、食べたものを消化・吸収し、栄養素として全身に送る働きと、水分を吸収、運搬・排泄するのを助ける働きがあります。そのため運化機能が失調すると水分の吸収、運搬、排泄作用に失調をきたし、余分な水分の貯留が起こります。この状態は、身体だけではなく、顔面部にも起こるため顔のむくみとなって現れてきます。また脾は昇清を主ると言い、気を上昇させる働きを持っています。この昇清機能が低下すると、目の下の皮膚は下に垂れ下がり、袋状のふくらみとなって現れてきます。

なお、脾と胃はともに関係し合い、胃の経絡は目の下流注しているため特に目の下にむくみができやすいという考え方もあります。

鍼灸治療が適応となる一般的な脾気虚証の症状としては、疲労倦怠感、無力感、食欲不振、食後の腹部脹痛、泥状便などがあります。

治療法としては、鍼治療、灸治療のどちらを用いても良く、脾経、胃経の経穴、各々の兪募穴などを選択して治療を行います。

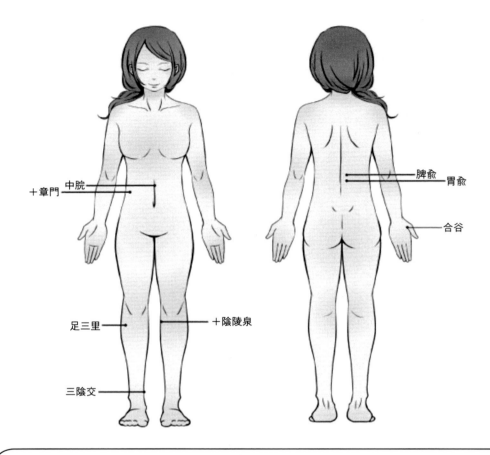

治療原則（主な施術方針）
脾気虚証は、気の不足により、脾の機能低下が起こっているため気を高める「益気健脾」という治療原則を用います。脾気虚証によって起こっているむくみに対し、効果のあるツボとして、脾兪、胃兪、合谷、三陰交、足三里、中脘、などの経穴を使用します。また必要に応じて、陰陵泉、章門などの経穴を加えます。

② 心脾両虚証

　心脾両虚証は、血不足や月経時の出血過多などによる心血虚と、精神的なストレスや飲食不節による脾気虚の両方の症状によって起こります。

　脾気虚により運化機能が失調すると水分を排泄する働きが低下するため、むくみが現れると考えられます。心血が不足すると全身を十分に栄養することができないため、血脈が集中している頭顔面部も栄養できなくなり、顔面部の血色が悪くなります。顔色がすぐれないのは、気血が顔面部に充実していない現れです。またむくみが顔の中心部に現れてくるのは、額や鼻周囲は、心と脾に関係が深いためと考えられます。

　鍼灸治療が適応となる一般的な心脾両虚証の症状としては、心悸、不眠、多夢、疲労倦怠感、食欲不振、泥状便、皮下出血、女性の場合は月経量が過少になったり、過多になったりし、経血

色は淡くなります。

　治療法としては、鍼治療と灸治療のどちらを用いても良く、脾経、心経の経穴、各々の兪穴などを選択して治療を行います。

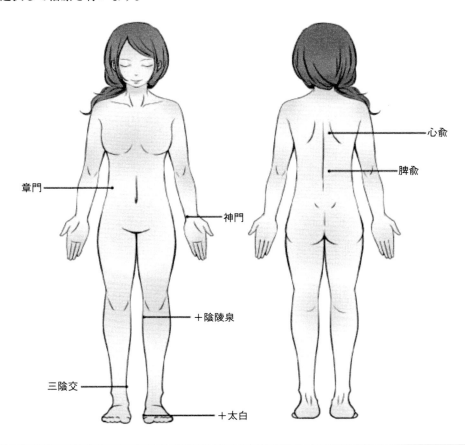

> **治療原則（主な施術方針）**
> 心脾両虚証は心と脾の気血の不足が原因であるため心と脾の働きを高める「補益心脾」という治療原則を用います。心脾両虚証によって起こっているむくみに対し、効果のあるツボとして、神門、三陰交、脾兪、心兪、章門、などの経穴を使用します。また必要に応じて、太白、陰陵泉などの経穴を加えます。

③ 脾腎陽虚証

　脾腎陽虚証は、慢性的な疲労や水邪に侵されることで腎の温煦作用が低下した状態に、気の不足や冷たいものの過食による脾陽虚の状態が加わることで起こります。

　腎陽虚は、気化機能に失調をきたすことで水湿の停滞を引き起こし、また脾陽虚は運化作用を低下させることで水湿の貯留を引き起こします。つまり、腎と脾の陽虚によってむくみが起こると考えられます。

　脾は鼻周囲、腎はアゴ周囲と関係が深いため、むくみは、顔面部の中心から下部、特にフェイ

スラインに沿って現れることが多いと考えられます。

また顔面部が白っぽく血色が悪いのは、陽気が不足し、顔面部を温養できないためです。

鍼灸治療が適応となる一般的な脾腎陽虚証の症状としては、下腹部の冷えや痛み、手足の冷え、腰や膝のだるさ、むくみ、朝方の下痢などがあります。

治療法としては、身体を温めるための灸治療や鍼治療を用い、脾経、腎経の経穴、各々の兪穴などを選択して治療を行います。

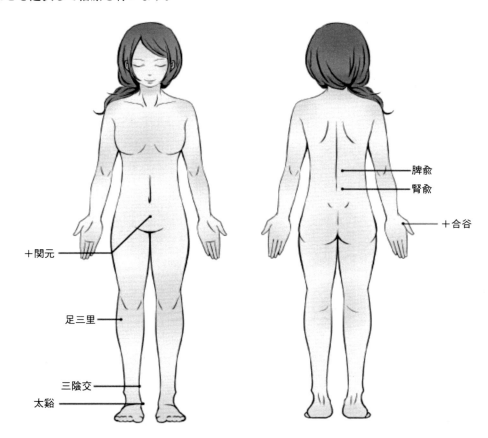

治療原則（主な施術方針）
脾腎陽虚証は、脾と腎の陽虚が原因のため脾と腎を温めるための「温補脾腎」という治療原則を用います。脾腎陽虚証によって起こっているむくみに対し、効果のあるツボとして、脾兪、腎兪、三陰交、足三里、太谿、などの経穴を使用します。また必要に応じて、関元、合谷などの経穴を加えます。

本章では主な肌トラブルとして、「ニキビ」、「シミ」、「シワ」、「むくみ」の4つについて解説しました。これらの知識は、私が今まで美容鍼灸の施術を行ってきた中で、少しずつまとめてきた内容になります。この他にも学ぶべきことはたくさんあると思いますが、鍼灸師は特に美容に関する知識を学ぶ機会がほとんどありません。そのため主な肌トラブルについてなるべくわかり

やすく最低限必要な知識を紹介してきました。

　また中医弁証については、今回中医学の理論を基に私の経験の中から様々な知識を加えまとめました。通常、中医学の書籍では、専門用語が多く使用されていますが、今回は初学者や一般の方が読まれた場合においてもなるべくわかりやすいように難しい専門用語は控え、できる限りわかりやすい表現で説明を加えました。今後、鍼灸師として美容を目的とした施術に携わるのであれば、これらの知識を更に深めていく努力が必要になると思います。

　また美身鍼の施術においては、第9章で説明したように顔面部の施術をマニュアル化しているため、ここでご紹介した全身調整の治療穴の中には、顔面部の経穴は記載していません。中医弁証において、単に決められた経穴を使用するのではなく、顔面部の経穴とのバランス、全体的な刺鍼部位によるバランスなど様々なことを考慮する必要があります。

　これらの内容を参考にここでご紹介した知識を施術の中で活かすことができれば、一つの体系化された技術として、お客様に満足して頂ける美容鍼灸を提供することができると考えています。まずは、お客様のお身体の状態が今どのような状況にあるのか、またどのような原因によって肌トラブルが起こっているのかをスキンケアの知識や中医学の理論に基づいて把握します。その上で、顔面部の施術に加え、全身的な施術を行うことで原因の根本から改善を目指すことができるのではないかと考えています。そして、このような施術に取り組むことこそが単にリラクセーションや癒しだけではなく、美容と医療の中間的な立場として国家資格を持つ鍼灸師にしかできない美容の施術になるのではないかと私は考えています。

第11章

美容鍼灸の施術以外に必要なこと

　今まで述べてきたように、折橋式美容鍼灸「美身鍼」を行う上では、鍼灸の技術以外にも身につけておくべき内容が沢山あります。その中には、お客様に心地よく施術を受けていただくためのベッドメイキングやタオルワーク、そして接客マナーなどがあります。鍼灸院またはサロンを訪れたお客様の美容鍼灸に対する印象は、ベッドの上で施術を受けている時だけのものではなく、様々な要素の総合的評価と言えます。予約時の電話対応でも、サロンの感じは良さそうか？施術する担当者の雰囲気はどうか？などを判断されています。そしてサロンを訪れてから、施術を受け、サロンを出るまでがその治療院のサービスになるのです。そのため施術中はもちろん、施術以外での接客についても最低限のマナーは身につけておくことが必要だと感じています。本章ではまず私が行っているベッドメイキングとタオルワークについて説明をした後、接客マナーについて少し紹介していきます。

1. ベッドメイキング

　一般的にベッドメイキングというと病院での看護師によるベッドメイキング、または高級ホテルのベッドメイキングのことをイメージする人が多いのではないかと思います。

　近年医療の現場においても接客やサービスについて、特に重要視されるようになってきています。増え続ける鍼灸院やサロンの中で今後生き残っていくには、やはりお客様に居心地の良い環境や気持の良い接客を提供する必要があると考えています。私も接骨院や鍼灸院で臨床経験を積んでいた頃は、技術の向上だけを目指す傾向がありました。その後エステティシャンの資格を取得し、色々な経験を積んでいく中で、鍼灸師には足りない要素というものを感じ始めました。

　その中のひとつがベッドメイキングです。お客様に対して、居心地の良い空間を作るとしたら何に気をつけるべきでしょうか？　玄関、待合室、施術室、色々あると思います。しかしサロンで施術を受けるお客様が、一番長く時間を過ごすであろう場所はベッドの上です。そのため私のサロンでは、肌触りの良いタオルを多く使い、お客様が気持ちよく施術が受けられるようなベッドメイキングを心掛けています。

　それでは、私がサロンで行っているベッドメイキングについて解説します。

第11章　美容鍼灸の施術以外に必要なこと　159

ベッドメイキングに必要なタオル

大判のバスタオル2枚、バスタオル4～6枚、フェイスタオル2枚、ペーパータオル1枚

① ボディの部分

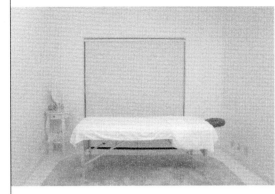

　　ベッドの足元から胸腹部にかけて大判バスタオルを敷きます。
　　この時、足側のベッドの端から、タオルが10～15センチ程度下に垂れるようにセットします。
　　次に胸の部分にバスタオルをベッドと直角に敷きます。
　　この時点で2枚のバスタオルがT字型になっています。

② ヘッドレスト1

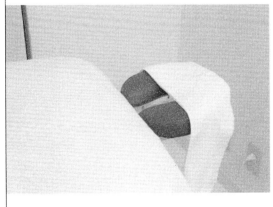

　　ヘッドレストの額の部分にフェイスタオルを敷きます。
　　この時タオルは短い辺を半分に折り、タオルの折り目がある方を頭側にします。

③ヘッドレスト2

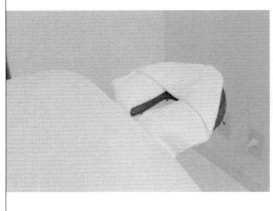

　フェイスタオルの左端と右端をヘッドレストに合わせて谷折りにします。
　余ったタオルの先端を、ベッドとヘッドレストの間に折り込みます。
　必要に応じてヘッドレストに敷いたタオルの上に、ペーパータオルを敷いておきます。

④枕1

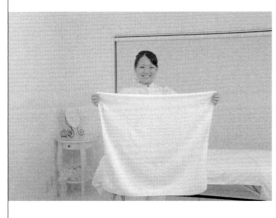

　バスタオルを横向きにして、長い辺を半分に折り、更にもう半分に折ります。
　次にタオルをもう一度横向きにして長い辺を3つ折りにします。

⑤枕2

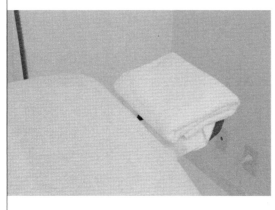

　3つ折りにしたバスタオルをそのままヘッドレストにおきます。その上にペーパータオルをのせます。

※この時タオルの輪の部分をお客様の首にくるようにセットします。

第11章 美容鍼灸の施術以外に必要なこと　161

⑥ターバン

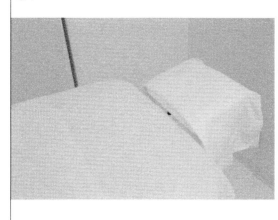

　お客様の頭に使用するターバンの準備をしておきます。
　フェイスタオルを横にして、短い辺の上から1/8くらいのところで山折りにします。
　ヘッドレストのバスタオルの上にこのターバン用のタオルを敷きます。
この時折り目のある方を首側にむけます。

⑦足元

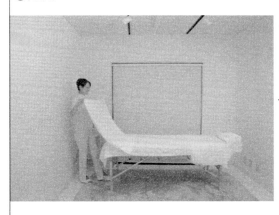

　大判バスタオルを縦にして足元から少し垂れができるようにかけます。
　足元から胸の方へ向かい1/3くらいのところで谷折りにします。
　次に1/2くらい戻ったところで胸の方へ向けて谷折りにします。

⑧ベッドメイキング完成

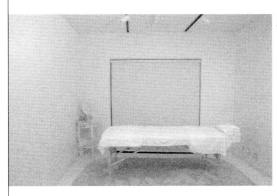

　これで枕、ターバン、足元のタオルの準備が整いました。

　以上で、ベッドメイキングは完成です。

以上が、私が通常サロンで行っているベッドメイキングになります。
　ベッドについては、ヘッドレストがないものよりあるものの方がお客様はリラックスでき、術者も美容鍼灸の施術が行いやすいと思います。
　またちょっとした工夫で、通常のベッドの印象も大きく変わります。私のサロンでは、少しでも高級感を出すためにベッドカバーなども使用しています。

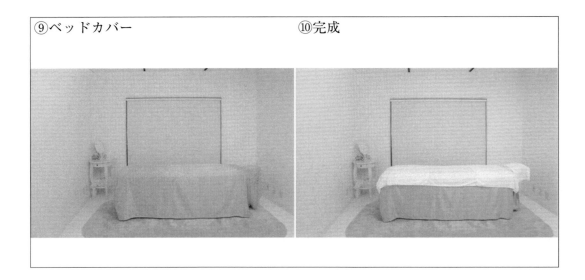

⑨ベッドカバー　　　　　　⑩完成

2. タオルワークについて

　美容鍼灸の施術以外でベッドメイキングと同様、私が重要視しているもののひとつに、「タオルワーク」があります。鍼灸治療においては、肌に直接鍼やお灸を施すため、背部、腰部、腹部、大腿部など、普段はあまり露出しない部位を露出させる必要があります。そのためバスタオルやタオルを使用して露出する部分を隠したり、身体を保護するための技術が必要になります。これらのバスタオルやタオルの扱い方を「タオルワーク」と呼んでいます。私が美容鍼灸の施術で行っている「タオルワーク」ついて紹介したいと思います。

(1) タオルワークの目的とは
　タオルワークとは、アロマテラピーやエステティックにおけるオイルトリートメントの手技の際に行われる技術の一部です。このタオルワークの技術は、鍼灸治療の施術においても必要となる技術の一部だと考えています。美容鍼灸の施術でタオルワークを行う目的について以下にまとめてみました。まず、このタオルワークの目的には以下の3点があります。

1) お客様の体が冷えないように保護する。（保温）
2) 鍼灸などの施術では肌を多く露出するためそれを隠す。
3) お客様に安心感を与える。

　皆さんは、鍼灸の治療において何気なく患者さんにタオルを掛けていませんか？タオルの掛け方ひとつをとっても丁寧で細かい気配りを心掛けることで一つのサービスになります。そのためタオルワークは、美容鍼灸の施術においてお客様の満足度を上げることができる一つの技術であると私は考えています。

(2) 鍼灸治療におけるタオルワークの注意点

　鍼灸の施術におけるタオルワークで大切なこと、または注意点について私の経験から学んできたことをご紹介します。臨床の場面で参考になさって下さい。
　タオルワークの注意点を以下に示します。
1) タオルは常に清潔なものを用いるようにします。（お灸の臭いなどにも気を付けましょう）
2) タオルはなるべく沢山使用してお客さまが寒くないように心掛けます。
3) ベッドの上にタオルを置く際は、タオルの輪がお客様の方を向くように置きます。
4) お客様に合わせた枕は、タオルで作ると高さを調節することができます。

(3) 腹臥位でのタオルワーク

　腹臥位においては、腰部から下部で大判バスタオルを1枚、背部は脊柱を中心に左右一枚ずつバスタオルを使用します。そのため私の場合は最低でも3枚のタオルが必要になります。

①背部のタオル1

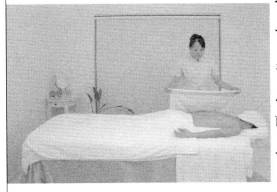

お客様が腹臥位の場合。
　足元から腰まで大判バスタオルをかけておきます。
　次は肩から腰周辺にかけてバスタオルをかけます。
　このとき、手前から背部の中心に向けてタオルをかけて、背骨の前辺りから手前にタオルを折り込みます。
　肩にもタオルがかかるように配慮します。

②背部のタオル２

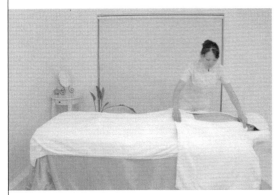

同様に反対側にもタオルをかけます。こうすることで肌の露出を最小限に抑えることができます。

※背部兪穴における刺鍼の際に脇・肩・腕を冷やさないようにします。

③背部の施術

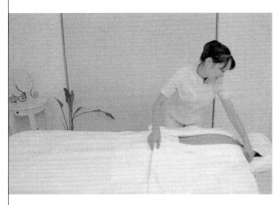

背部の施術を行う際には、肩から腰に掛けたタオルで患者着を包み、内側に折り込みます。
　肩甲骨周辺まで背中をきれいに出すことで刺鍼しやすい環境を作ることができます。
　背部に鍼を刺鍼する場合には刺入した鍼の近くまでタオルを寄せると肌の露出部分を少なくすることができます。

④腰部の施術

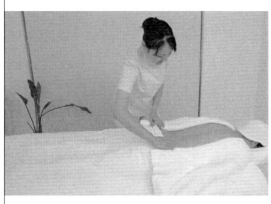

腰部に刺鍼する場合は、背部のバスタオルを左右に少し開き、足元に掛けたタオルで下着と一緒に少し下げます。
　お客様に不快感を与えず、ヤコビー線辺りまで肌を露出することができます。

(4) 足首のタオル

　足首がベッドから浮いてしまう方や、足首の関節がゆるくて安定しない方の場合には、長時間、腹臥位でいると足が疲れてしまうため足首の下にバスタオルを入れてあげます。

①足首の確認

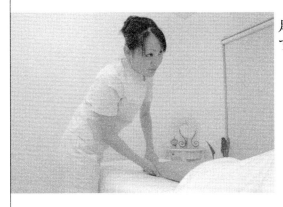

　まず足元のバスタオルをめくります。足の向きや関節の動きを確認しておきます。

②足首のタオル

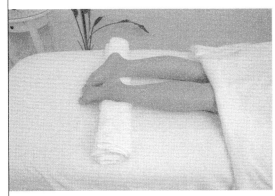

　通常のバスタオルを長い辺を半分に折り、2分の1のサイズにします。
　折り目の方を手前にしてくるくると巻いて足首用の枕を作ります。
　足首の向きや位置などに気をつけてお客様に違和感がないように足首の下にタオルを入れます。

③下腿後面の施術

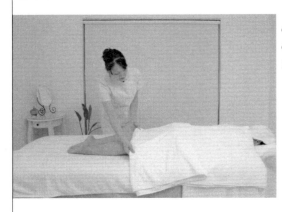

下腿後面の施術を行うときには、足元のタオルを殿部に向かって引き上げ、膝の辺りにタオルの端が来るようにバスタオルを折ります。

(5) 仰臥位でのタオルワーク

　仰臥位においては腹部や上肢の施術を行いやすい環境を作ります。そのため腹部を上部と下部に分けて、大判バスタオルとバスタオルを1枚ずつ使用するようにします。

①胸腹部のタオル

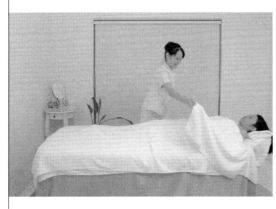

　まず足元から腹部にかけて縦に大判バスタオルをかけます。
　次は胸部にバスタオルを横にしてかけます。
　この時に肩が隠れるようにタオルをかけます。

第11章　美容鍼灸の施術以外に必要なこと　167

②腹部の施術

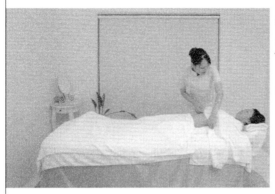

　腹部の施術を行う際には、胸のタオルを折り込みながら少し引き上げ、腹部のタオルを少し引き下げて腹部を露出します。
　置鍼する際はできる限り露出する部分を少なくします。

③上肢の施術

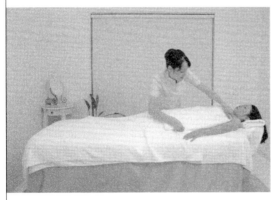

　上肢の施術を行う際は、タオルを体幹に沿って山折りにします。
　この時もなるべく肌の露出を控えるようにします。

(6) 膝のタオル

　膝の悪い方や腰痛を持っている方が仰臥位になる場合は、負担をなるべく減らすように膝の裏側にタオルを入れるようにします。

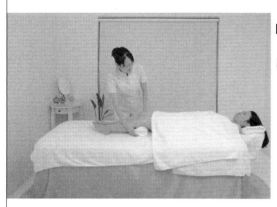

①膝部のタオル

　　膝裏に入れるタオルの作り方は足首の時と同様です。
　　お客様に確認しながら、安定した位置にタオルがくるようにセットします。

　以上が美容鍼灸の施術で行っているタオルワークになります。ある程度パターンが決まっているため手順については、すぐに覚えることができると思います。しかし施術の中でスムーズに行うには練習が必要になります。
　細かいことかもしれませんが、ちょっとした気配りや心遣いでお客様の満足度を高めることにもつながると思います。是非実践してみてください。

3. 施術者におけるマナーの重要性

　最近では、医療施設などでも「患者」に「さま」とつけて呼ぶ、「患者さま」という表現をよく耳にします。病院や診療所、また治療院などでも治療技術以外にこの人的サービスが重要視され始めてきています。それは、私たち鍼灸師にとっても同様のことだと考えています。特に美容を目的とする美容鍼灸を行う施設においては、このような人的サービスも含めてお客様の満足度につなげる必要があると私は感じています。

(1)「CS」とは
　「CS」とは、「Customer Satisfaction＝顧客満足」の略です。私たち治療院やサロンにおいては、「患者満足」とも言い換えることができます。この「CS」が十分にできているということは、施術を受けにいらしたお客様や患者さまのリピーター率や来院した方から広がる治療院やサロンの評判の高さにつながるといえます。

第11章　美容鍼灸の施術以外に必要なこと　　169

(2)「CS」を高めるためには

マナーに必要な要素

①挨拶	○を開く、○に迫る。＝心（目）
	あかるく　アイコンタクト
	いつでも　どこでも　誰にでも
	さわやかに　先に
	つづけて＋αの一声　（つねに）
②表情	その人の気持ちを現すもの、共感を現す
③身だしなみ	清潔感、上品さ、安心感
④言葉遣い	丁寧、心のこもった
⑤態度	気持ちや思いが外に現れたもの、心構え

　この5つは、足し算ではなく、掛け算と言われています。そのためひとつでも足りないものがあれば、すべてが0になってしまいます。それでは以上の5つについてひとつずつ見ていきたいと思います。

① 挨拶

《挨拶の主導権》

主導権は誰？・・・・・・・・・・・先に挨拶をした方です。

挨拶のポイントは、気付いた方が先にすることです。先に挨拶をした方が、会話の主導権（思い通りにリードすることができる）を握ることができます。そのためお客様よりも先に挨拶をするように心掛けましょう。

《アイコンタクト》

目を見つめて挨拶をすることにより相手に対して気持ちを伝えることができます。アイコンタクトを実践して一層心のこもった挨拶を心掛けるようにしましょう。

《挨拶＋αの言葉》

挨拶の言葉の後に続けて「一言」付け加えることで会話がはずみます。

例えば、挨拶のあとに一言「今日は、お天気が良いですね」とか「お身体（お肌）の調子はいかがですか」などを加えます。

② 表情

豊かな表情は、豊かな人間関係を作ることにもつながります。口元は常に「イー」を意識します。そうすることで、口角が上がり、にこやかな笑顔になります。

　例えば、「おはようございます」の挨拶の後にも「イー」の口元を意識するようにします。

《表情筋の訓練法》

豊かな表情を心掛けるといっても、普段から身に付いていないものをすぐに実行するということは難しいと思います。そこで、豊かな表情を身に付けるための表情筋の訓練法を一部ご紹介します。テレビを観ているときやお風呂に入っているときなどの時間を使って実践し、表情筋の動きを豊かにしておきましょう。

表情筋の訓練法

首	①首を左右に３回ずつ回す。
	②天井を見るように首を後屈させ、顎から鎖骨にかけてリンパを流すように刺激する。
目・瞼	③目を大きく見開いたり、瞼をぐっと閉じたりするのを５回繰り返す。
	④目を右回し、左回し交互に５回繰り返す。
口・頬	⑤舌を使って口の内側から頬の法令線ラインを押し伸ばす。
	⑥示指を使い、頬骨に沿って頬を引き上げるように刺激する。
	⑦「ア・イ・ウ・エ・オ」と大きな口を開け、声を出して発音する。
鼻	⑧左右の示指を使って鼻筋を伸ばす。
	⑨鼻孔を広げたり、閉じたりする。
舌	⑩首を後屈させ、口を開き、舌を上に伸ばし、左右に動かす。
	⑪最後に静かに目を閉じ終了。

③ 身だしなみ

「身だしなみ」は、その人の印象を大きく左右する重要な要素であると考えられています。美容鍼灸の施術を行う上では、医療人としてまた美容の施術を行うセラピストとして相応しい服装が求められます。また「身だしなみ」は「お洒落」とは異なります。誰からも好感を持たれる品位ある身だしなみを心がけましょう。

《美容鍼灸を行う上での身だしなみの三原則》

身だしなみの三原則には、様々な考え方があるようです。ここでは、私が日頃から気をつけている美容鍼灸を行う上で特に必要だと考える身だしなみの３原則をご紹介します。

　1）清潔感：医療人として常に相手に不快感を与えない清楚な印象はとても大切です。

　2）上品さ：美容を目的とした施術を行う上で、上品さとは、美しさの現れにつながります。

　3）安心感：相手の心を開かせ、悩みを受け入れてあげられるような安心感が大切です。

では、次に示す身だしなみチェック表をもとにご自身の身だしなみについてチェックしてみて下さい。

第11章　美容鍼灸の施術以外に必要なこと　　171

≪身だしなみチェック≫

項目	チェックポイント	チェック欄
1. 髪（髭）	フケが落ちているなど頭髪に汚れはないか？	
	整髪料の匂いはきつくないか？	
	治療に差し支えない髪型か？	
	（基本的には肩に掛かる長さの場合は、まとめる。）	
	髭は整えられているか？	
2. 化粧	健康的で好感をもてるメイクをしているか？	
	派手なイメージ、濃すぎるメイクはしていないか？	
3. 服装	施術着は、常に清潔にしているか？	
	（襟・袖口の汚れ、裾のほつれ、シワなど）	
	動きやすく施術に適した格好か？	
	ラフ過ぎず、ある程度品位のある格好か？	
4. 手	爪は短く、常に清潔にしているか？	
	手荒れや傷、ささくれはないか？	
	（お客様の顔を触るときに違和感や不快感を与えないか）	
5. 履物	履物に汚れはないか？	
	靴下（ストッキング）は履いているか？	
	踵はつぶれていないか？	
6. アクセサリー	施術に邪魔になるアクセサリーは付けていないか？	
	施術中は指輪、時計をはずしているか？	

④　言葉遣い

　言葉とは、お客様と施術者とのコミュニケーションをはかる上で大切な要素の1つだと考えられています。相手に対し、ただ単に意思を伝える媒体として「言葉」を使用すればそれはきっと、「言葉使い」という表現になってしまいます。しかし、相手の気持ちを受け入れる、またはこちら側の想いを伝える媒体として丁寧な言葉に気持ちを込めることで、それは単に「言葉使い」ではなく、「言葉遣い」として表現することができます。

　私たち施術者は、常に患者さんやお客様の気持ちを大切にできる「言葉遣い」を心掛けることが大切だと思います。日頃から「言葉遣い」を意識し、お客様との信頼関係を築けるように心掛けましょう。

⑤　態度

　態度とは、その人の性格や内面的な気持ち、そして様々な思いが外に現れたものと考えられます。例えば、机に肘を立てて頭を傾けながら話を聞く態度をみてあなたはどのような印象を受けますか？　きっとこの人は、私の話を真剣に聴いてくれていないのではないかと感じるのではないでしょうか？

　このように普段の何気ない態度にも常に気を配り、時には第三者の立場に立って考えてみるこ

とも大切です。あなたのとった姿勢や態度はあなた自身の全体的な評価につながりかねません。自分自身の態度が相手に不快感を与えることがないように心掛けましょう。

　最後に私が常日頃から考えている美容鍼灸師としての心構えをご紹介したいと思います。

《私が心がける態度『心構え』とは》

1）誠実である

　　　何事にも誠心誠意で取り組むこと。

2）礼儀を重んじる

　　　常に礼儀正しく人に接すること。

3）努力をする

　　　常に高い目標をもちレベルの高い技術を目指すこと。

4）謙虚である

　　　他人からの助言に耳を傾け、それを受け止める姿勢で常にいること。

5）真の誇りを持つ

　　　意地や驕りを捨て、鍼灸師として真の誇りをもつこと。

　ここまで接客マナーの基本について説明をしてきました。接客はその名の通りお客様に接するためのマナーです。例えば、レストランで食事をした時に店員さんの態度が悪いとお料理が美味しかったとしても、気持ち良く食事はできないと思います。美容鍼灸を求めていらっしゃるお客様がサロンを訪れた時から施術を受けて、お帰りになるまで、気持ち良く過ごしていただくためには、どのような心構えで接することが大切かを考えて取り組んでいただきたいと思います。

第12章

美容鍼灸を治療院やサロンに導入するには?

　ここまで美容鍼灸に必要な知識や技術について幅広い分野にわたり解説してきました。しかし鍼灸やエステティックの技術を見ても大変奥が深く、今回ご紹介できたのはそれらの一部でしかありません。そのため各分野において、更に知識を増やし技術を磨くことで自分らしい美容鍼灸を身につけることができると思います。この書籍を手にした方が美容鍼灸に興味を持ち、また鍼灸師の職域が少しでも広がることを願っています。最後に、治療院やサロンで実際に美容鍼灸を行うために必要な手続きや導入についてご紹介していきます。

1. 美容鍼灸を行うために必要となること

　まず、鍼灸や美容鍼灸を行う上で鍼灸院の開設に関わる関係法規について知っておく必要があります。第12章では、必要となる法規の一部と美容鍼灸を取り入れているエステティックサロンや美容室の例についてご紹介します。

(1) 資格について

　美容鍼灸は、鍼灸の技術の一部となります。そのため、はり師、きゅう師免許を受けている者もしくは、医師免許を受けている者のみが美容鍼灸の施術を行うことができます。

(2) はり師、きゅう師の免許を取得するには?

　はり師、きゅう師の免許は、文部科学大臣、または厚生労働大臣の認定した養成施設において、必要な知識及び技能を3年間にわたり修得した者で、その後、はり師国家試験、きゅう師国家試験に合格した者に対して与えられます。

(3) 鍼灸の施術を行うための手続き

　鍼灸の施術及び美容鍼灸の施術を行うためには、施術所を開設するか、出張の届けを出す必要があります。これらは施術所を開設する地域や管轄の保健所によっても対応が異なってきますので、事前に調べておく必要があります。あん摩マッサージ指圧師、はり師、きゅう師などに関する法律の中で定められた開業の手続きについて説明したいと思います。

① 施術所の開設について

　施術所を開設した場合には、開設後10日以内に開設した場所、業務に従事する施術者の氏名、その他厚生労働省令で定める事項を施術所の所在地の都道府県知事（保健所）に届け出なければなりません。

注）まず開設する場所の管轄である保健所に行き申請に必要な書類や条件について詳しく聞いておきましょう。そして事前に間取り図などを保健所へ持って行き、確認をしてもらった上で、内装設備の準備などを進めたほうがスムースです。

注）届出事項に変更を生じたときも同様の届出が必要となります。

② 届出事項について

（イ）開設者の氏名及び住所（法人については、名称及び主たる事務所の所在地）

（ロ）開設の年月日

（ハ）名称

（ニ）開設の場所

（ホ）業務の種類　⇒あん摩マッサージ指圧、はり、きゅうなど

（ヘ）業務に従事する施術者の氏名及び当該施術者が目が見えない者である場合にはその旨

（ト）構造設備の概要及び平面図

注）施術所の開設については、「開設者は、施術者でなければならないという制限はないが、法人が開設する場合には、営利法人が開設者となることは好ましくないと考えられている。」（東洋療法学校協会編、前田和彦：関係法規第7版、医歯薬出版、2009, p. 22）

③ 施術所の構造設備等について

〈構造設備〉

　施術所の構造設備は、厚生労働省令で定める基準に適合したものでなければなりません。

【省令で定める施術所の構造設備の基準】

（イ）6.6㎡以上の専用の施術室を有すること。

（ロ）3.3㎡以上の待合室を有すること。

（ハ）施術室は室面積の1/7以上に相当する部分を外気に開放し得ること。ただし、これに代わるべき適当な換気装置があるときはこの限りでない。

（ニ）施術に用いる器具、手指などの消毒設備を有すること。

第12章　美容鍼灸を治療院やサロンに導入するには？　　175

〈衛生上必要な処置〉

　施術所の開設者は、その施術所において厚生労働省令で定める衛生上必要な措置を講じなければなりません。

【省令で定める施術所の衛生上必要な措置】

（イ）常に清潔に保つこと。

（ロ）採光、照明及び換気を充分にすること。

注）「施術所が収容施設を設けることは、法律上禁止されているものではないが、収容施設を設けてこれに被術者を収容し、施術を行うことは、衛生上の弊害が考えられるので好ましいことではない。」（東洋療法学校協会編、前田和彦：関係法規第7版、医歯薬出版、2009, P. 23)

(4) 出張のみの業務の届出

　出張のみで業務に従事する施術者は、その業務を開始したときは、その旨を住所地の都道府県知事（保健所）に提出しなければなりません。

　またその業務を休止し、もしくは廃止したとき、または休止した業務を再開したときも同様に届出が必要となります。出張できる範囲については、保健所によってかなり異なります。県内であればよいとする保健所もあれば、隣接する市に出張するのであればその市内の保健所にも届出を提出するように言われるケースもあります。

(5) 広告の制限及び施術所の名称の制限

① 広告制限について

　はり、きゅうの業務またはこれらの施術所に関しては、その理由を問わず、次に掲げる事項以外の事項について、広告をしてはならないことになっています。

　1）施術者である旨並びに施術者の氏名及び住所

　2）免許に規定する業務の種類

　3）施術所の名称、電話番号及び所在の場所を表示する事項

　4）施術日又は施術時間

　5）その他厚生労働大臣が指定する事項

1〜5に掲げる事項について広告する場合にも、その内容は、施術者の技能、施術方法又は経歴に関する事項にわたってはならないとされています。

注）前記の5の「その他厚生労働大臣が指定する事項」について（平成11年厚生省告示第69号）

小児鍼（はり）

医療保険療養費支給申請ができる旨

（申請については医師の同意が必要な旨を明示する場合に限る。）

予約に基づく施術の実施

休日又は夜間における施術の実施

出張による施術の実施

駐車設備に関する事項

② 施術所の名称制限について

　医療法では、病院、診療所でないものが、病院、診療所などのような紛らわしい名称をつけてはならないとしています。使用してはならない名称、使用できる名称について例を記しておきます。

■使用してはならない名称例

　○○医院、○○クリニック、○○診療所、○○はり科治療院、○○きゅう科診療院など

■使用できる名称例

　○○はりきゅう治療院、○○はりきゅう院、○○はりきゅう療院など

簡単ですが、以上が鍼灸及び美容鍼灸を行う上で必要な手続きや注意すべき内容となります。

　次は鍼灸院以外で美容鍼灸を取り入れるために必要となる事項について少しご紹介したいと思います。

(6) エステサロンなどに美容鍼灸を取り入れるには

① 美容鍼灸師の雇用について

　鍼灸院以外のサロンなどで美容鍼灸を導入するには鍼灸師を雇用しなければなりません。サロンの従業員に鍼灸の技術を学ばせるためには３年間、鍼灸の養成施設に通わせ、その後更に美容鍼灸の技術も身に付けさせなければならないためかなりの時間を要します。

　そのため鍼灸の資格を持った者を雇用することが最も効率的と言えます。また最近では美容鍼灸に興味を持つ鍼灸師も多く、鍼灸の技術で美容の仕事に就きたいと考える鍼灸師も増えつつあります。また鍼灸師を雇用する上では、美容鍼灸の施術によりお客様の健康に基づく美しさを提供するためある程度の治療経験がある鍼灸師を雇用することがとても大切だと思います。

② 施術所の届出について

　１週間のうち１〜２日以上、定期的に同じ場所で鍼灸の施術を行うのであれば、施術所の届出が必要になります。逆に月に１〜２回程度の施術であれば出張届でも施術は可能です。この辺りは管轄する保健所や担当者によって扱いはかなり異なります。そのため事前に確認をしておいた方が良いでしょう。ただし通常サロン内で美容鍼灸の施術を取り入れるのであれば施術所の届出

第12章　美容鍼灸を治療院やサロンに導入するには？　177

は必要だと考えておいた方が良いと思います。

その際には、鍼灸院の開設と同様に、定められた広さの専用となる施術室や待合室、構造設備などを準備する必要があります。特に専用の施術室については、他のスペースと区切られていることが条件となります。しかし、地域によってはパーテーションで区切るだけでも良い場合や、天井からしっかりとカーテンなどで仕切らなければならない場合などもあります。そのため詳細については（3）施術所の届出を参考に、開設する所在地の保健所にお問い合わせ頂くことをお勧めします。

③ 美容鍼灸を行うための設備

施術に必要となる備品はさほど多くはありません。

・鍼やお灸
・シャーレ（鍼を入れる受け皿のようなもの）
・消毒用備品一式（消毒用綿花、施術部への消毒液（消毒用エタノール等）手指の消毒液）
・ベッド、椅子、枕、バストマット（胸の下に入れるクッション）、バスタオル（大・中）、フェイスタオル
・クレンジング用品（セルフでクレンジングを行ってもらうためのもの）

フェイシャルトリートメントを行う場合

・クレンジング用品一式（クレンジング剤、拭き取り用スポンジ、コットン、綿棒、ホットキャビその他）
・トリートメントオイルなど

注）使用済みの鍼は、医療廃棄物として廃棄しなければなりません。そのため専門業者と契約し、開業後の届出の際に契約書類の提示が必要になります。

参考として　施術所の所在地が東京の場合は、東京産業廃棄物協会　TEL：03-5283-5455

(7) エステティックサロンなどに美容鍼灸を取り入れるメリット

エステティックサロンや美容室などにおいては、既存のメニューに加え、美容鍼灸を取り入れるメリットは、新しいメニューの多様化、また他店との差別化、新規顧客の獲得などが図れます。また、お客様のお身体の悩みに対しては、通常の鍼灸治療によって新しいアプローチが可能になります。そのため他店にはない強みを持つことができるといえます。

そして美容鍼灸を導入することによって、お客様の美容と健康に対する意識も更に高められるため、サロンへ足を運ばれる回数も増加する可能性が考えられます。

(8) 美容鍼灸師にとって必要なこと

美容鍼灸師という職業は実際にはありません。美容鍼灸を行うための資格としては鍼灸師の免許が必要となります。この名称は近年、美容の施術を目的として鍼灸治療を行う鍼灸師の中で使

用されるようになりました。美容を目的とした施術を行うにしても、お客様のお体に対して施術を行うのですから当然、健康に対して貢献できる知識と技術を兼ね備えていなければならないと考えます。

　その上で、美容に対する知識を更に学ぶ必要があります。しかし鍼灸師には、美容に関する知識や接客マナーなどを学ぶ機会はほとんどありません。そのため、施術以外のサービス面では、お客様が十分に満足して頂けるだけの接客対応ができていないというのが現状のようです。これでは、せっかく美容鍼灸が注目を浴びはじめたとしても鍼灸師自身が美容の専門家として信頼を得ることは難しいと考えられます。

　今後、「美容」の業界においても鍼灸を根付かせていくためには、美容に対する知識の重要性や今後の美容鍼灸の在り方について私たち鍼灸師自身が真剣に考え、それに対して取り組んでいくことがとても重要だと考えています。

⑼ 美容鍼灸の導入例

　それでは、ここで、エステティックサロンのイメージを取り入れた私の鍼灸院と、私が関わってきたサロンの中で、実際に美容鍼灸をエステティックサロンや美容室に導入している事例についてご紹介したいと思います。

●エステティックサロンのイメージを取り入れた鍼灸院：サロンフューム

エステティックと美容鍼灸の隠れ家サロン　白金鍼灸SalonFium

　私のサロンに来院されるお客様のほとんどは「鍼灸院ではないみたいですね。」とおっしゃいます。サロンを開業する際、豪華とまではいかなくても、綺麗な内装で少しオシャレな鍼灸院にしたいと考えていました。美容の施術を求めて来院されるお客様に対して、エステティックサロンへ行ったときのようなワクワクした気持ちになって頂けるサロン作りを考えていたからです。

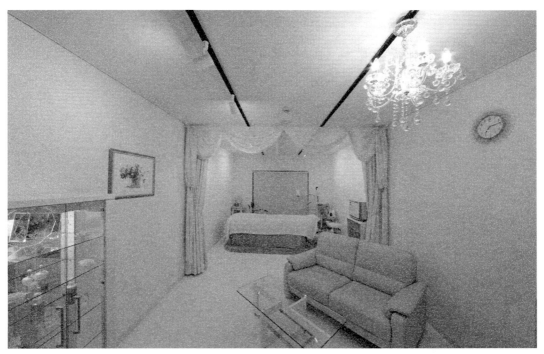

白金鍼灸SalonFium（サロンフューム）

住所：〒108-0071　東京都港区白金台5－2－5トランドゥ003

時間：火・水・金・土・日曜日 10:00～20:00

定休日：毎週月・木曜日

TEL：03－6450－3623

URL：http://www.salonfium.com/

●美容鍼灸をエステティックサロンに導入している例

エステティックサロンに美容鍼灸を取り入れているサロン　スタイルM
　スタイルMは、松倉クリニックを母体とした、美容医療、メディカルエステ、鍼灸治療や、骨格矯正などを積極的に取り入れているビューティーサロンです。そのため美容鍼灸もいち早く取り入れ、多くの女優や著名人にその技術を提供してきたサロンです。保健所に鍼灸の施術所の届出を提出して、エステのお客様に美容鍼灸の施術を行っています。施術を行うのは、免許を取得した鍼灸師ですが、もともとはエステティシャンであるなど、「美容」に関心の高い人を雇用しています。

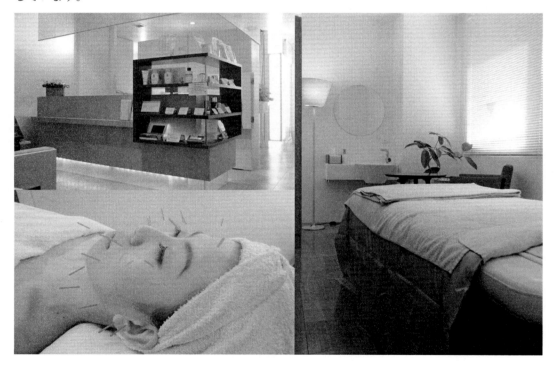

スタイルM
住所：〒150-0001　東京都渋谷区神宮前4－11－6表参道千代田ビル3F
時間：平日11:00～20:00　土日祝10:00～19:00
定休日：無休
美容鍼灸：予約制
TEL：03－5771－1150
URL：http://www.style-m.jp/

●美容鍼灸を美容室に導入している例

茨城県にある美容室　美容室 Rire

出張届で施術を行っている美容鍼灸師と契約し、月に1〜2日、美容室のお客様に対して美容鍼灸を提供するスタイルです。

美容室内に施術室のスペースを作り、カーテンで仕切りを作っています。完全予約制で1日4〜5名の予約を受けています。Rireのお客様は美容に対する意識が高いため健康と美容を目的とした鍼の施術を受けられる美容室として何度かメディアに取材されることもありました。

主にお客様の健康管理のための鍼灸治療、美顔や美髪を目的とした美容鍼灸の施術を取り入れています。

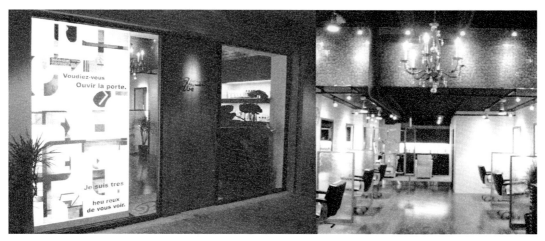

リール　ヘアサロン

住所：〒302-0025　茨城県取手市西2－2　中央タウンG－109

時間：9:00〜18:00まで

定休日：毎週火曜日　第1・第3月曜日

美容鍼灸：月に1〜2回施術日を設けています。

TEL：0297－73－6251

URL：http://www.rire-salon.jp/index.php

索　引

〔アルファベット〕

CIDESCO-NIPPON　18

PA　135

SPF　135

〔ア〕

赤ニキビ　126

足三里　115

圧迫法　82, 108

圧迫法（後揉撚）　108

アミノ酸スコア　30

アロマテラピー　21

エステティック　16

エッセンシャルオイル　23

オトガイ筋　46

折橋式美容鍼灸（美身鍼）　10

〔カ〕

角層　55

膈兪　113

下唇下制筋　46

カルシウム（Ca）　31

肝気鬱結証　137

関元　117

顔面筋　44

顔面部の筋肉の起始停止　45

顔面部の刺鍼法　107

肝兪　113

眼輪筋　46

気海　117

気滞血瘀証　145

黄ニキビ　126

キャリアオイル　23

胸鎖乳突筋　47

強擦法　82

頬車　120

迎香　122

クレンジングの種類　58

軽擦法　81

頚部のリンパ節　52

下関　121

血海　116

血流改善効果　35

血熱証　128

顴髎　122

口角下制筋　46

口角挙筋　46

咬筋　47

広頚筋　47

合谷　116

五志　48

後頭筋　45

口輪筋　46

〔サ〕

刺手の作り方　108

三陰交　115

攢竹　123

指圧法　81

耳介筋　47

資格　173

軸索反射　36

地倉　121

施術所の開設　174

施術所の構造設備等　174

施術所の届出　176

施術所の名称制限　176

シミ　132

シミに効果のあるエッセンシャルオイル　135

シミの種類　132

　　肝斑　133

　　老人性色素斑　133

　　脂漏性角化症　133

　　光線性花弁状色素斑　133

　　炎症性色素沈着　133

　　雀卵斑（そばかす）　133

下四白　124

揉捏法　81

小頬骨筋　46

承漿　121

上唇挙筋（眼窩下筋）　46

上唇鼻翼挙筋（眼角筋）　46

消毒　107

食物繊維　33

シワ　141

シワに効果のあるエッセンシャルオイル　143

シワの種類　141

索引　183

線状ジワ　141
図形ジワ　141
縮緬ジワ　141
鍼灸の施術を行うための手続き　173
深頚リンパ節（頚部のリンパ節）　52
深在性リンパ節（頭顔面部のリンパ節）　52
鍼鎮痛遠心路　39
鍼鎮痛求心路　38
神庭　123
心脾両虚証　144, 154
心兪　112
腎兪　114
皺眉筋　45
ゼラニウム　26
浅頚リンパ節（頚部のリンパ節）　52
浅在性リンパ節（頭顔面部のリンパ節）　51
前頭筋　45
前揉撚　107
側頭筋　47
〔タ〕
大頬骨筋　46
太谿　115
太衝　114
大迎　120
大豆油（αリノレン酸、リノール酸）　25
太陽　122
タオルワーク　162
打法（タッピング）　82
弾入法　108
置鍼法　108
中医学における痤瘡（ニキビ）の分類と治療原則　128
中医学におけるシミの分類と治療原則　136
中医学におけるシワの分類と治療原則　143
中医学におけるむくみの分類と治療原則　152
中脘　118
鎮痛効果　35
鉄（Fe）　31
天枢　118
天然ビタミンE（脂溶性）　24
頭顔面部前面の骨と経穴　43
頭顔面部側面の骨と経穴　44
頭顔面部のリンパ節　51
ドーゼオーバーに対するリスク管理　111
〔ナ〕
面疱（コメド）　126
ニキビ　125

ニキビ痕　126
ニキビに効果のあるエッセンシャルオイル　127
ニキビの種類　125
思春期のニキビ　126
大人のニキビ　126
日本エステティック協会　18
乳頭下層　56
乳頭層　56
〔ハ〕
肺兪　112
肌トラブルに対するリスク管理　110
抜鍼法　108
脾胃湿熱証　131
皮下脂肪組織の構造　56
脾気虚証　138, 153
脾気虚証（法令線のシワ）　148
脾腎陽虚証　139, 155
鼻筋　46
鼻根筋　46
ビタミンA　32
ビタミンB2　32
ビタミンB6　32
ビタミンC　30
ビタミンD　31
ビタミンE　33
鼻中隔下制筋　46
必須アミノ酸　29
皮膚の構造と機能　54
皮膚のターンオーバー　55
眉毛下制筋　45
百会　120
脾兪　113
風熱犯肺証　129
帽状腱膜　45
〔マ〕
眉間のシワと法令線　146
むくみ　149
むくみに効果のあるエッセンシャルオイル　152
むくみの種類　150
一過性に起こっているむくみ　150
慢性的に起こっているむくみ　150
〔ヤ〕
陽白　123
〔ラ〕
ラベンダー　26
ローマカモミール　26

参考文献

■エステティック関連

1) 日本エステティック協会教育研究委員会著作・監修、『標準エステティック学　理論編Ⅰ』平成11年3月10日、日本エステティック協会

■アロマテラピー関連

2) ロバート・ティスランド著、高山林太郎訳、『アロマテラピー――〈芳香療法〉の理論と実際』1985、フレグランスジャーナル社

3) カート・シュナウベルト著、安部茂　バーグ文子共訳、『アドバンスト・アロマテラピー成分分布図でみるエッセンシャルオイルの科学』2004、フレグランスジャーナル社

4) パトリシア・デービス著、高山林太郎訳、『アロマテラピー事典』1991、フレグランスジャーナル社

5) ジャン・バルネ著、高山林太郎訳、『ジャン・バルネ博士の植物＝芳香療法』1988、フレグランスジャーナル社

■栄養学関連

6) 主婦の友社編、『食べて治す！最新栄養成分事典』2002、株式会社　主婦の友社

7) 稲沼淳司著、『分子栄養学 第2版　栄養素と生活習慣病の分子生物学』2006、光生館

■鍼灸治効理論関連

8) 社団法人東洋療法学校協会編、教科書執筆小委員会著、『はりきゅう理論』2006、医道の日本社

■解剖学関連

9) F.H.マティーニ　M.J.ティモンズ　M.P.マッキンリ著、井上貴央監訳、『カラー人体解剖学構造と機能：ミクロからマクロまで』2003、西村書店

10) 伊藤　隆著、高野廣子改訂、『解剖学講義 改訂2版』2001、南山堂

11) 河合良訓監修、原島広至本文・イラスト、『肉単～語源から覚える解剖学英単語集～』2004、エヌ・ティー・エス

12) 霜川忠正著、『美容の解体新書』2006、中央書院

13) 日本理療科教員連盟　社団法人東洋療法学校協会編、教科書執筆小委員会著、『新版 経絡経穴概論』2009、医道の日本社

14) 社団法人東洋療法学校協会編、河野邦雄、伊藤隆造、坂本裕和、前島徹、樋口桂著、『解剖学 第2版』2006、医歯薬出版

15) 森和監修、王暁明、金原正幸、中澤寛元著、『経穴マップ／イラストで学ぶ十四経穴・奇穴・耳穴・頭鍼』2004、医歯薬出版株式会社

■肌トラブル　スキンケア関連

16) 吉木伸子著、『素肌美人になるためのスキンケア基本事典』2005、池田書店

17) 朝日康夫監修、『肌トラブル解決バイブル』2009、中央書院

18) 日本エステティック協会教育研究委員会著作・監修、『標準エステティック学　理論編Ⅱ』平成11年3月10日、日本エステティック協会

19) 石野尚吾監修、『顔や手足のむくみで悩む人に－あなたに合う漢方・ツボ治療』2001、日本放送出版協会

■肌トラブル　中医学関連

20) 天津中医薬大学＋学校法人後藤学園編集責任、劉公望　兵頭明　平馬直樹　路京華監訳、学校法人後藤学園中医学研究部翻訳、『針灸学［基礎篇］第3版』2007、東洋学術出版社

21) 天津中医学院＋学校法人後藤学園編集、劉公望　兵頭明監修、兵頭明監訳、学校法人後藤学園中医学研究室翻訳、『針灸学［経穴編］』1997、東洋学術出版社

22) 天津中医学院＋学校法人後藤学園著者、兵頭明監訳、学校法人後藤学園中医学研究室翻訳、『針灸学［臨床篇］』1993、東洋学術出版

23) 柯雪帆編著、兵頭明翻訳、『中医弁証学』1999、東洋学術出版

24) 内山恵子著、『中医診断学ノート』1988、東洋学術出版

25) 社団法人東洋療法学校協会編者、教科書執筆小委員会著、『東洋医学概論』1993、医道の日本社

26) 向阳 赵田雍 向云飞等編著、『针刺　美容技法図解』2008、中国医药科技出版社

27) 余茂基編著、『経絡美容』2004、江苏科学技術出版社

28) 王富春編著、『図解针刺美容』2008、辽宁科学技術出版社

■接客マナー関連

29) JALアカデミー編著、『新版　JALキャビンアテンダント　いきいきマナー講座』1998、日本能率協会マネジメントセンター

30) 関根健夫著、『ビジネスマナー　これが標準』1991、日本経営協会総合研究所

31) 丹澤章八編著、『鍼灸臨床における医療面接』2002、医道の日本社

■美容鍼灸の導入例（法規）関連

32) 社団法人東洋療法学校協会編、前田和彦著、『関係法規』2009、医歯薬出版株式会社

引用文献

1) 主婦の友社編、『食べて治す！最新栄養成分事典』2002、主婦の友社
2) 社団法人東洋療法学校協会編、教科書執筆小委員会著、『はりきゅう理論』2006、医道の日本社
3) 伊藤　隆著、高野廣子改訂、『解剖学講義 改訂2版』2001、株式会社　南山堂
4) 社団法人東洋療法学校協会編、前田和彦著、『関係法規』2009、医歯薬出版
5) 日本化粧品技術者会編、『化粧品事典』2003、丸善
6) 田上八朗他監修、『化粧品科学ガイド第2版』2010、フレグランスジャーナル社
7) 岡部美代治著、『プロのためのスキンケアアドバイスの基本』2011、フレグランスジャーナル社

著者あとがき

　本書は、折橋式美容鍼灸の原点となる「美身鍼」の技術書となります。再出版となるため今では当たり前と言われる内容もありますが、当時は美容鍼灸に関する情報はほとんどない時代でした。その中で、日本のセレブや著名人を対象に提供されてきた技術の一つがこの美身鍼になります。「いつまでも若く美しく」それは、女性の永遠のテーマとも言えます。美容効果の高いコスメを探し続ける女性、エステティックサロンでの最高級のお手入れを求める女性、そして若さを取り戻すために最先端の美容医療に挑む女性など、現代には美しくなるための方法は数多く存在します。本来、私たち鍼灸師の役割とは、様々な体の不調を改善し、健康的な体づくりのお手伝いをすることだと思います。そして健康な体を基にその人が本来持っている美しさを引出すことが美容鍼灸師の役割だと言う点は 20 年経った今でも変わらないと感じています。

　美容鍼灸の安全性や顧客満足度を考えた際に、鍼灸の技術と同様に求められることの中にクレンジングやフェイシャルトリートメント、タオルワークなどがあります。現在は、色々な美容鍼灸のスタイルや技術が誕生していますが、この新しい美容鍼灸「美身鍼」は、今でも美容鍼灸師として大事な基礎を学べる書籍だと考えています。

　今回、この書籍を再出版するにあたり機会を与えてくださったユイビ書房の戸田由紀氏には深く感謝致します。それからこの「美身鍼」の技術を構築するまでには、様々な方々のご指導やご協力がありました。私に美容鍼灸を学ぶ機会を与えて下さった恩師の(故)町田久先生をはじめ、エステティックのきめ細やかなサービスや技術をご指導下さった藤井峯子先生に心より感謝致します。また私に初めて書籍出版の機会を与え、助言を下さった元フレグランスジャーナル社の内田今朝雄氏に心より深謝します。そして納得がいくまで撮影にお付き合い下さったカメラマンの田原直さん、素敵なイラストを書いてくれた春野ほたるさん、モデルの尾崎孝子さん、いつも陰で活動を支えてくれる久保田浩彰さんに心よりお礼を申し上げます。

　この書籍は、私たちの美容鍼灸に対する考え方や想いなどが随所に著述されています。そこに共感下さり、少しでもご自身の臨床にお役立て頂けたら嬉しく思います。更には、美容・アロマ関係者の皆様方も本書を通じて美容鍼灸に関心をお持ち頂けたら幸いに存じます。

2025 年 1 月

折橋梢恵

光永裕之

【著者プロフィール】

折橋 梢恵（おりはし・こずえ）

美容鍼灸師 鍼灸教員資格 AJESTHE認定上級エステティシャン 日本化粧検定協会コスメコンシェルジュインストラクター 日本フェムテック協会認定フェムテックエキスパート JYIAヨガインストラクター 花押作家 調理師免許 薬膳アドバイザー アロマテラピー検定1級

白金鍼灸 SalonFium 代表 （一社）美容鍼灸技能教育研究協会 代表理事 （芸能プロダクション）YS company 文化人芸能人部門 所属 （一社）全日本鍼灸学会 会員 （一社）日本エステティック協会 会員 （一社）日本化粧品検定協会 会員 （一社）日本花押協会 会員 美容鍼灸の会美真会 会長 ビートゥルース アカデミー 学院長 日本医専、神奈川衛生学園専門学校 非常勤講師

大学在学中に中国に留学し鍼灸と出会う。帰国後、大学の卒業と共に鍼灸学校に入学し、三年後に鍼灸師の資格を取得。さらに東京衛生学園専門学校に進学し教員資格を取得。その後、（故）町田久氏を師事し、美容鍼灸や分子栄養学について学ぶ。またエステティシャンの資格を取得し、藤井峯子氏に師事する。これらの経験を元に鍼灸に美容の要素を融合した折橋式総合美容鍼灸を確立する。美容鍼灸フェスタ主宰、安全刺鍼講習会講師、ビューティーワールドジャパン 2016/2023/2024 のメインステージ演者に選ばれるなど女性の「美容」「健康」「ライフステージ」を軸に幅広い分野で活躍している。

光永 裕之（みつなが・ひろゆき）

鍼灸按摩師 鍼灸按摩マッサージ指圧師教員資格

東洋鍼灸専門学校卒業 東京衛生学園専門学校卒業、サイバー大学卒業 （一社）美容鍼灸技能教育研究協会 理事 美容鍼灸の会美真会 副会長 （一社）全日本鍼灸学会 会員 （一社）日本顔学会 会員

経絡按摩、指圧、オイルマッサージ、ビタミンマッサージ、認定フェイシャルエステティシャン、整体、カイロプラクティック、リフレクソロジー、タイマッサージ、リンパドレナージュ、フスフレーガーなど10種類以上の手技療法を習得。マッサージやトリートメントなどの技術コンサルタントや美容鍼灸の技術開発にも携わる。今まで携わった企画やセミナーの回数は 500 回を超える。

美容鍼灸の会「美真会」
https://www.bishinkai.com/

Kozue Orihashi
Instagram

新しい美容鍼灸 美身鍼 [再販]

2011年12月 1日 初版 発行
2025年 3月 5日 第1版 第6刷 発行

著　者	折橋 梢恵・光永 裕之
発行者	戸田 由紀
発行所	（同）ユイビ書房 〒115-0045 東京都北区赤羽 3-3-3 ドミール赤羽 info@yuibibooks.com 090-2145-4264

印刷・製本 大村紙業株式会社

★ 乱丁、落丁はおとりかえいたします。　但し、古書店で本書を購入されている場合はおとりかえできません。
★ 本書を無断で複写・複製・転載することを禁じます。
★ お問い合わせはお手数ですがご住所、氏名、電話番号を明記の上、メールにて内容をお送りください。

© 2025 K. Orihashi, H. Mitsunaga
ISBN 978-4-911309-02-5

協力

セイリン株式会社
ヒーリングサロン　リール
セラ治療院
美容鍼灸の会美真会
モデル　尾崎孝子
カメラマン　田原直
イラスト　春野ほたる
表紙デザイン：カラス・スーパースタジオ　佐藤純

『新しい美容鍼灸 美身鍼』は、2011年12月にフレグランスジャーナル社から発行され、読者の皆様に長く親しまれてきました。本書は著者の許諾を得て、2022年3月発行の同書第1版第5刷を基準とし再販することとなりました。本書そして紙の本がこれからも学び続ける読者の一助となるよう尽力してまいります。　ユイビ書房